Inhalt

Mitten im Leben

mitten im Leben
durchkreuzt es
unsere geraden Wege
macht zwei Striche
durch unsere Rechnungen

zeichnet die Spannungen nach
in denen wir leben
wie die aus Herz und Verstand
Wollen und Können
Haben und Sein

mitten im Leben
fordert es uns heraus
als ungebetener Weggefährte
zu unpassenden Zeitpunkten

bietet uns eine Fülle an
die wir nicht haben wollen

einen Galgenhumor
vor dem wir erschrecken

mitten im Leben
bringt es uns an Grenzen
und weist über diese hinaus
mutet sich uns zu

unbequem
hölzern
eckig
verbindlich

fordert so unser Rückgrat ein

mitten im Leben
stellt es uns
auch gegen unseren Willen
an unseren Platz
vor Entscheidungen
und vor die Herausforderung
ein Mensch zu sein
und doch gemeint
in den Himmel zu wachsen

Präambel

Diese Pocket-Leitlinie ist eine von der Deutschen Gesellschaft für Kardiologie – Herz- und Kreislaufforschung e.V. (DGK) übernommene Stellungnahme der European Society of Cardiology (ESC), die den gegenwärtigen Erkenntnisstand wiedergibt und Ärzten* die Entscheidungsfindung zum Wohle ihrer Patienten erleichtern soll. Die Leitlinie ersetzt nicht die ärztliche Evaluation des individuellen Patienten und die Anpassung der Diagnostik und Therapie an dessen spezifische Situation. Die Pocket-Leitlinie enthält gekennzeichnete Kommentare der Autoren der Pocket-Leitlinie, die deren Einschätzung darstellen und von der Deutschen Gesellschaft für Kardiologie getragen werden.

Die Erstellung dieser Leitlinie ist durch eine systematische Aufarbeitung und Zusammenstellung der besten verfügbaren wissenschaftlichen Evidenz gekennzeichnet. Das vorgeschlagene Vorgehen ergibt sich aus der wissenschaftlichen Evidenz, wobei randomisierte, kontrollierte Studien bevorzugt werden. Der Zusammenhang zwischen der jeweiligen Empfehlungsklasse und dem zugehörigen Evidenzgrad ist gekennzeichnet.

Tabelle 1: Empfehlungsklassen

	Definition	Empfohlene Formulierung
Klasse I	Evidenz und/oder allgemeine Übereinkunft, dass eine Therapieform oder eine diagnostische Maßnahme effektiv, nützlich oder heilsam ist	wird empfohlen/ ist indiziert
Klasse II	Widersprüchliche Evidenz und/oder unterschiedliche Meinungen über den Nutzen/die Effektivität einer Therapieform oder einer diagnostischen Maßnahme	
Klasse IIa	Evidenz/Meinungen favorisieren den Nutzen bzw. die Effektivität einer Maßnahme	sollte erwogen werden
Klasse IIb	Nutzen/Effektivität einer Maßnahme ist weniger gut durch Evidenz/Meinungen belegt	kann erwogen werden
Klasse III	Evidenz und/oder allgemeine Übereinkunft, dass eine Therapieform oder eine diagnostische Maßnahme nicht effektiv, nicht nützlich oder nicht heilsam ist und im Einzelfall schädlich sein kann	wird nicht empfohlen

Tabelle 2: Evidenzgrade

A	Daten aus mehreren, randomisierten klinischen Studien oder Meta-Analysen
B	Daten aus einer randomisierten klinischen Studie oder mehreren großen nicht randomisierten Studien
C	Konsensusmeinung von Experten und/oder kleinen Studien, retrospektiven Studien oder Registern

* Aus Gründen der Lesbarkeit wird darauf verzichtet, geschlechterspezifische Formulierungen zu verwenden. Personenbezogene Bezeichnungen beziehen sich auf alle Geschlechter.

2023 ESC Guidelines for the management of cardiovascular disease in patients with diabetes

Developed by the task force on the management of cardiovascular disease in patients with diabetes of the European Society of Cardiology (ESC).

Chairpersons

Nikolaus Marx
Department of Internal Medicine
University Hospital RWTH Aachen
Aachen, Germany

Massimo Federici
Department of Systems Medicine
University of Rome Tor Vergata
Rome, Italy

Task Force Members:

Katharina Schütt (Task Force Coordinator) (Germany), Dirk Müller-Wieland (Task Force Coordinator) (Germany), Ramzi A. Ajjan (United Kingdom), Manuel J. Antunes (Portugal), Ruxandra M. Christodorescu (Romania), Carolyn Crawford (United Kingdom), Emanuele Di Angelantonio (United Kingdom/Italy), Björn Eliasson (Sweden), Christine Espinola-Klein (Germany), Laurent Fauchier (France), Martin Halle (Germany), William G. Herrington (United Kingdom), Alexandra Kautzky-Willer (Austria), Ekaterini Lambrinou (Cyprus), Maciej Lesiak (Poland), Maddalena Lettino (Italy), Darren K. McGuire (United States of America), Wilfried Mullens (Belgium), Bianca Rocca (Italy), Naveed Sattar (United Kingdom).

ESC subspecialty communities having participated in the development of this document:

Associations: *Association of Cardiovascular Nursing & Allied Professions (ACNAP), Association for Acute CardioVascular Care (ACVC), European Association of Cardiovascular Imaging (EACVI), European Association of Preventive Cardiology (EAPC), European Association of Percutaneous Cardiovascular Interventions (EAPCI), European Heart Rhythm Association (EHRA), Heart Failure Association (HFA).*
Councils: *Council for Cardiology Practice, Council on Hypertension.*
Working Groups: *Aorta and Peripheral Vascular Diseases, Cardiovascular Pharmacotherapy, Cardiovascular Surgery, Thrombosis.*
Patient forum

Wir bedanken uns bei Florian Kahles (Sektion Young DGK) sowie Dirk Müller-Wieland und Katharina Schütt für das Lektorat.

Bearbeitet von:

Nikolaus Marx (Aachen), Annette Birkenhagen (Stollberg/Erzgebirge), Patrick Diemert (Hamburg), Christine Espinola-Klein (Mainz), Martin Halle (München), Felix Mahfoud (Homburg/Saar)#, Dirk Müller-Wieland (Aachen), Katharina Schütt (Aachen), Harm Wienbergen (Bremen)

#Für die Kommission für Klinische Kardiovaskuläre Medizin der DGK

* Adapted from the 2023 ESC Guidelines for the management of cardiovascular disease in patients with diabetes (European Heart Journal; 2023 – doi:10.1093/eurheartj/ehad192) based on uncorrected proofs/revised on 11/07/2023.

Abkürzungen und Akronyme

2hPG	2-Stunden-Plasmaglukose
ABI	Knöchel-Arm-Index (ankle-brachial index)
ACE	Angiotensin-konvertierendes Enzym (angiotensin converting enzyme)
ACE-I	ACE-Hemmer (Angiotensin-Converting-Enzym-Inhibitor)
ACS	akutes Koronarsyndrom (acute coronary syndrome)
ADA	American Diabetes Association
AF	Vorhofflimmern (atrial fibrillation)
ARB	Angiotensin-Rezeptorblocker
ARNI	Angiotensin-Rezeptor-Neprilysin-Inhibitor
ASS	Acetylsalicylsäure (acetylsalicylic acid)
ASCVD	Atherosklerotische Herz-Kreislauf-Erkrankung (atherosclerotic cardiovascular disease)
BMI	Body-Mass-Index
BNP	B-Typ natriuretisches Peptid (brain natriuretic peptide)
CABG	koronarer Bypass (coronary artery bypass graft)
CCS	chronisches Koronarsyndrom (chronic coronary syndrome)
CHA_2DS_2-VASc Score	Herzinsuffizienz (1 Punkt), Hypertonie (1 Punkt), Alter ≥ 75 Jahre (2 Punkte), Diabetes mellitus (1 Punkt), Schlaganfall oder transiente ischamische Attacke (2 Punkte), Gefäßerkrankung (1 Punkt), Alter 65–74 Jahre (1 Punkt), weibliches Geschlecht (1 Punkt)
CKD	Chronische Nierenerkrankung (chronic kidney disease)
CKD-EPI	CKD Epidemiology Collaboration
CKD-MBD	Störung des Mineral- und Knochenstoffwechsels bei CKD (CKD mineral bone disorder)
CLTI	chronische Gliedmaßen-bedrohende Ischämie (chronic limb-threatening ischemia)
CRT-D	Kardiale Resynchronisationstherapie mit implantierbarem Defibrillator (cardiac resynchronization therapy with an implantable defibrillator)
CRT-P	Kardiale Resynchronisationstherapie mit implantierbarem Schrittmacher (cardiac resynchronization therapy with a pacemaker)
CTA	CT-Angiographie
CV	kardiovaskulär (cardiovascular)
CVD	kardiovaskuläre Erkrankung (cardiovascular disease)

CVOT	kardiovaskuläre Endpunktstudie (cardiovascular outcomes trial)
DAPT	duale antithrombozytäre Therapie (dual antiplatelet therapy)
DES	Medikamenten-freisetzender Stent (drug eluting stent)
DPP-4	Dipeptidylpeptidase 4
eGFR	geschätzte glomeruläre Filtrationsrate (estimated glomerular filtration rate)
EKG	Elektrokardiogramm
ER	verlängerte Freisetzung (extended release)
GLP-1RA	GLP-1-Rezeptoragonist
GPG	Gelegenheits-Plasmaglukose
HASBLED	Hypertonie, Abnorme Nieren/Leberfunktion, Schlaganfall, Blutungsanamnese oder -neigung, Labiler INR, Alter > 65 Jahre, begleitend Medikamente/Alkohol
HbA1c	glykiertes Hämoglobin A1c
HDL-C	High-density-Lipoprotein Cholesterin (high-density lipoprotein cholesterol)
HF	Herzinsuffizienz (heart failure)
HFmrEF	Herzinsuffizienz mit mäßiggradig eingeschränkter Ejektionsfraktion (heart failure with mildly reduced ejection fraction)
HFpEF	Herzinsuffizienz mit erhaltener Ejektionsfraktion (heart failure with preserved ejection fraction)
HFrEF	Herzinsuffizienz mit reduzierter Ejektionsfraktion (heart failure with reduced ejection fraction)
HR	hazard ratio
ICD	Implantierbarer Kardioverter/Defibrillator
IGT	gestörte Glukosetoleranz (impaired glucose tolerance)
KDIGO	Kidney Disease: Improving Global Outcomes
KHK	Koronare Herzkrankheit
KI	Konfidenzintervall
LDL-C	Low-density-Lipoprotein Cholesterin
LV	linksventrikulär/linker Ventrikel
LVEF	linksventrikulare Ejektionsfraktion
MACE	schwere kardiovaskuläre Komplikationen (major adverse cardiovascular events)
MI	Myokardinfarkt
MR-Angiographie	Magnetresonanz-Angiographie
MRA	Mineralokortikoidrezeptor-Antagonist
NOAK	nicht-VKA-abhängige orale Antikoagulanzien

NPG	Nüchtern-Plasmaglukose
NSTE-ACS	akutes Koronarsyndrom ohne ST-Streckenhebung (non-ST-elevation acute coronary syndrome)
NT-proBNP	N-terminales pro brain natriuretisches Peptid
NYHA	New York Heart Association
OAK	orale Antikoagulanzien
oGTT	oraler Glukosetoleranztest
pAVK	periphere arterielle Verschlusskrankheit
PCI	perkutane Koronarintervention
PAE	periphere arterielle Erkrankung
PCSK9	Proproteinkonvertase Subtilisin/Kexin Typ 9
RAS	Renin-Angiotensin-System
RCT	randomisierte kontrollierte Studie (randomized controlled trial)
s.c.	subkutan (subcutan)
SBP	systolischer Blutdruck (systolic blood pressure)
SCD	plötzlicher Herztod (sudden cardiac death)
SCORE2	Systematic Coronary Risk Evaluation
SCORE2-Diabetes	Diabetes-Typ-2-spezifischer 10-Jahres-CVD-Risikoscore
SCORE2-OP	Systematic Coronary Risk Evaluation (Older Persons)
SGLT2	Natrium-abhängiger Glucose-Co-Transporter-2 (sodium-dependant glucose co-transporter-2)
STEMI	ST-Strecken-Hebungsinfarkt (ST-segment elevation myocardial infarction)
T1DM	Typ-1-Diabetes mellitus
T2DM	Typ-2-Diabetes mellitus
TBI	Zehen-Arm-Index (toe-brachial index)
TcPO2	transkutaner Sauerstoffpartialdruck
TG	Triglyceride
TOD	Endorganschaden (target-organ damage)
TRL	triglyceridreiche Lipoproteine
TRL-C	TRL-Cholesterin
TSAT	Transferrin-Sättigung (transferrin saturation)
UACR	Albumin-Kreatinin-Quotient im Urin (Urine Albumin Creatinin Ratio)
VKA	Vitamin-K-Antagonist
WHO	Weltgesundheitsorganisation (World Health Organization)

1. Einführung

Die Europäische Gesellschaft für Kardiologie (European Society of Cardiology, ESC) hat vor kurzem eine umfassende Überarbeitung des derzeitigen Stands der medizinischen Evidenz zu kardiovaskulären Erkrankungen (CVD) bei Patienten mit Diabetes abgeschlossen. Die Empfehlungsklassen und Evidenzgrade wurden gemäß den in Tabelle 1 und Tabelle 2 aufgeführten Definitionen bewertet und eingestuft.

Diese Pocket-Leitlinie fasst Informationen zur klinischen Versorgung zusammen, die aus der Leitlinien-Langfassung stammen. Weitere Einzelheiten finden sich in der veröffentlichten Langfassung der Leitlinie, die unter www.escardio.org/guidelines verfügbar ist.

Patienten mit Diabetes haben ein erhöhtes Risiko für die Entwicklung von Herz-Kreislauf-Erkrankungen, die sich in Form von Koronarer Herzkrankheit (KHK), Herzinsuffizienz (HF), Vorhofflimmern (AF), Schlaganfall sowie Erkrankungen der Aorta und der peripheren Arterien manifestieren. Darüber hinaus ist Diabetes ein wichtiger Risikofaktor für die Entwicklung einer chronischen Nierenerkrankung (CKD), die ihrerseits mit der Entwicklung von CVD einhergeht. Die Kombination von Diabetes mit Erkrankungen von Herz und Nieren erhöht nicht nur das Risiko für kardiovaskuläre Ereignisse, sondern auch für kardiovaskuläre und Gesamt-Sterblichkeit. Die aktuellen ESC-Leitlinien für die Behandlung von kardiovaskulären Erkrankungen bei Patienten mit Diabetes sind als Leitfaden für die Prävention und Behandlung verschiedener Manifestationen von Herz-Kreislauf-Erkrankungen bei Patienten mit Diabetes gedacht. In den letzten zehn Jahren haben die Ergebnisse verschiedener großer kardiovaskulärer Endpunktstudien (CVOT) bei Patienten mit Diabetes und hohem kardiovaskulärem Risiko mit neuartigen blutzuckersenkenden Medikamenten wie Natrium-abhängiger Glucose-Co-Transporter 2 (SGLT2)-Hemmern und Glucagon-like-Peptide-1-Rezeptor-Agonisten (GLP-1RA), aber auch neuartigen nichtsteroidalen Mineralokortikoidrezeptor-Antagonisten wie Finerenon die verfügbaren therapeutischen Optionen erheblich erweitert und zu zahlreichen evidenzbasierten Empfehlungen für das Management dieser Patientengruppe geführt.

1.1 Überarbeitete Konzepte

Bewertung des kardiovaskulären Risikos bei Diabetes
Für Patienten ohne ASCVD oder schwere Endorganschäden wird ein neuer T2DM-spezifischer Risikoscore (SCORE2-Diabetes) eingeführt.

Bewertung des kardiovaskulären Risikos bei Diabetes (Fortsetzung)

CV-Risikokategorien bei T2DM werden jetzt auf der Grundlage des Vorhandenseins von ASCVD oder schweren Endorganschäden oder des 10-Jahres-CVD-Risikos unter Verwendung des SCORE2-Diabetes definiert.

Reduktion des atherosklerotischen kardiovaskulären Risikos durch blutzuckersenkende Medikamente bei Diabetes

Auf der Grundlage verschiedener Meta-Analysen von Daten aus kardiovaskulären Endpunktstudien mit SGLT2-Hemmern und GLP-1 RA geben die aktuellen Leitlinien separate Empfehlungen für Patienten mit und ohne ASCVD/schwere Endorganschäden.

Herzinsuffizienz und Diabetes

Es werden ausführliche Empfehlungen zum HF-Screening und zur Diagnostik der HF gegeben.

Auf der Grundlage von Daten aus Studien mit HF-Patienten (HFrEF, HFmrEF, HFpEF) mit und ohne Diabetes geben die aktuellen Leitlinien Empfehlungen für die Behandlung der HF bei Patienten mit Diabetes für das gesamte Spektrum der linksventrikulären Ejektionsfraktion.

Es werden detaillierte Empfehlungen für den Einsatz von blutzuckersenkenden Medikamenten bei Patienten mit HF und Diabetes gegeben.

Herzrhythmusstörungen und Diabetes

Aufgrund der Tatsache, dass Patienten mit Diabetes in jüngeren Jahren häufiger Vorhofflimmern aufweisen, wird das Konzept eines opportunistischen Screenings auf Vorhofflimmern durch Pulsmessung oder EKG bei Patienten mit Diabetes < 65 Jahren (insbesondere, wenn andere Risikofaktoren hinzukommen) eingeführt.

Chronische Nierenerkrankung und Diabetes

Ein spezieller Abschnitt befasst sich mit dem Management des kardiovaskulären Risikos bei Patienten mit CKD und Diabetes und behandelt Aspekte des Screenings und der Behandlung.

AF = Vorhofflimmern; ASCVD = atherosklerotische Herz-Kreislauf-Erkrankung; CKD = chronische Nierenerkrankung; CV = kardiovaskulär; CVD = kardiovaskuläre Erkrankung; CVOT = kardiovaskuläre Endpunktstudie; EKG = Elektrokardiogramm; GLP-1RA = GLP-1-Rezeptoragonisten; HF = Herzinsuffizienz; HFmrEF = Herzinsuffizienz mit mäßggradig eingeschränkter Ejektionsfraktion; HFpEF = Herzinsuffizienz mit erhaltener Ejektionsfraktion; HFrEF = Herzinsuffizienz mit reduzierter Ejektionsfraktion; SCORE2-Diabetes = Typ-2-Diabetes-spezifischer 10-Jahres-CVD-Risikoscore; SGLT2 = Natrium-abhängiger Glucose-Co-Transporter-2; T2DM = Typ-2-Diabetes mellitus.

1.2 Zentrale Abbildung

Die primären Therapieziele bei Patienten mit Typ-2-Diabetes und ASCVD oder erhöhtem Risiko für kardiovaskuläre Komplikationen sind der Schutz der Organe sowie die Verbesserung der Prognose.

Abbildung 1: Management von Herz-Kreislauf-/Nierenerkrankungen bei Patienten mit Typ-2-Diabetes mellitus: klinischer Ansatz und wichtigste Empfehlungen.

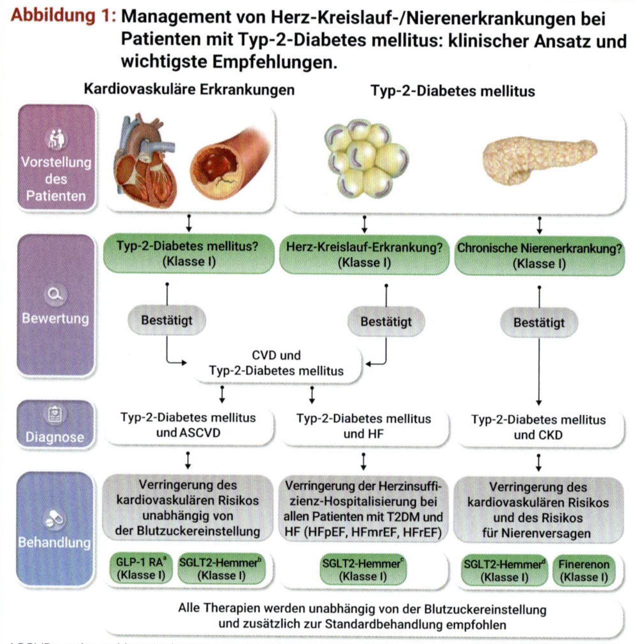

ASCVD = atherosklerotische Herz-Kreislauf-Erkrankung; CKD = chronische Nierenerkrankung; CVD = kardiovaskuläre Erkrankung; GLP-1RA = GLP-1-Rezeptoragonisten; HF = Herzinsuffizienz; HFmrEF = Herzinsuffizienz mit mäßiggradig eingeschränkter Ejektionsfraktion; HFpEF = Herzinsuffizienz mit erhaltener Ejektionsfraktion; HFrEF = Herzinsuffizienz mit reduzierter Ejektionsfraktion; s.c. = subkutan; SGLT2 = Natrium-abhängiger Glucose-Co-Transporter-2; T2DM = Typ-2-Diabetes mellitus.

[a] GLP-1RA mit nachgewiesenem kardiovaskulärem Nutzen: Liraglutid, Semaglutid s.c., Dulaglutid, Efpeglenatid. [b] SGLT2-Hemmer mit nachgewiesenem kardiovaskulärem Nutzen: Empagliflozin, Canagliflozin, Dapagliflozin, Sotagliflozin. [c] Empagliflozin, Dapagliflozin, Sotaglifozin bei HFrEF; Empagliflozin, Dapagliflozin bei HFpEF und HFmrEF. [d] Canagliflozin, Empagliflozin, Dapagliflozin.

2. Diabetes-Diagnose

Die Störung des Glukosestoffwechsels wird in zwei klinische Kategorien eingeteilt, Diabetes und Prädiabetes, die biochemisch definiert sind (Tabelle 3; Abbildung 2).

Tabelle 3: Biochemische Diagnosekriterien für Diabetes und Prädiabetes nach WHO und ADA

Glykämischer Marker	WHO-Kriterien (2011, 2019)	ADA-Kriterien (2021)
	Diabetes	
NPG	≥ 7,0 mmol/l (≥ 126 mg/dl)	
2hPG (oGTT)	≥ 11,1 mmol/l (≥ 200 mg/dl)	
HbA1c	≥ 6,5 % (≥ 48 mmol/mol)	
GPG	≥ 11,1 mmol/l (≥ 200 mg/dl)	
	Prä-Diabetes	
NPG	6,1–6,9 mmol/l (110–125 mg/dl)	5,6–6,9 mmol/l (100–125 mg/dl)
2hPG (oGTT)	7,8–11,0 mmol/l (140–199 mg/dl)	
HbA1c	6,0–6,4 % (42–47 mmol/mol)	5,7–6,4 % (39–47 mmol/mol)

2hPG = 2-h-Plasmaglukose; ADA = American Diabetes Association; GPG = Gelegenheits-Plasmaglukose; HbA1c = glykiertes Hämoglobin; NPG = Nüchternplasmaglukose; oGTT = oraler Glukosetoleranztest; WHO = Weltgesundheitsorganisation.

Abbildung 2: Diagnose des Diabetes und Prä-Diabetes.

Diagnose des Diabetes und Prä-Diabetes

↓

Nüchternglukose ≥ 5,6 mmol/l (≥ 100 mg/dl),
oder HbA1c ≥ 39 mmol/mol (≥ 5,7 %),
oder oGTT (2 h) Glukose ≥ 7,8 mmol/l (≥ 140 mg/dl)

J → Werte, die auf Diabetes oder Prä-Diabetes hinweisen

N → Ausschluss Diabetes (normaler Glukosestoffwechsel)

Werte, die auf Diabetes oder Prä-Diabetes hinweisen:

- Nüchternglukose ≥ 7,0 mmol/l (≥ 126 mg/dl) oder HbA1c ≥ 48 mmol/mol (≥ 6,5 %) oder oGTT (2 h) Glukose[a] ≥ 11,1 mmol/l (≥ 200 mg/dl) → Diabetes[b]
- Nüchternglukose 5,6–6,9 mmol/l (100–125 mg/dl) oder HbA1c 39–47 mmol/mol (5,7–6,4 %) oder oGTT (2 h) Glukose 7,8–11,0 mmol/l (140–199 mg/dl) → Prä-Diabetes (IGT)[c]

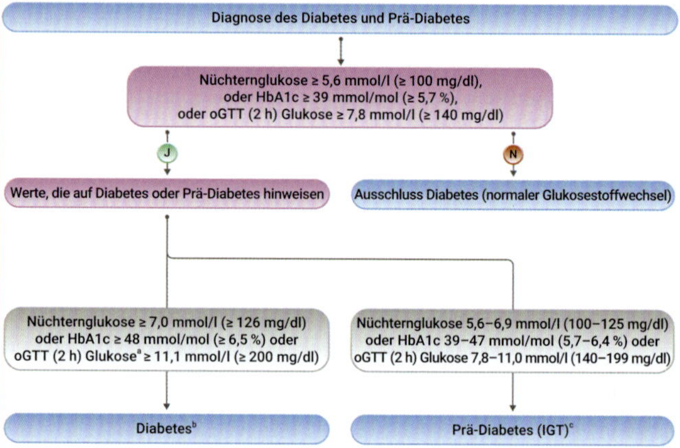

HbA1c = glykiertes Hämoglobin; IGT = gestörte Glukosetoleranz; J = ja; N = nein; oGTT = oraler Glukosetoleranztest.

[a] Ausschluss von Stress-Hyperglykämie (manifestiert sich oft als erhöhter Blutzucker und normaler HbA1c). [b] Bei Vorliegen von Symptomen reicht ein einziger Test aus; bei Fehlen von Symptomen sind zwei abnormale Tests erforderlich, um die Diagnose zu stellen. [c] Die Kriterien der American Diabetes Association werden in diesem Schema für die Diagnose von Prädiabetes verwendet.

2.1 Screening auf Diabetes

Es besteht Konsens darüber, dass Personen in Hochrisikogruppen (mit Übergewicht, Adipositas oder mit Markern für Insulinresistenz wie Acanthosis nigricans oder Fettlebererkrankung) regelmäßig auf das Vorliegen eines Diabetes untersucht werden sollten, insbesondere ab einem Alter von 45 Jahren.

Patienten mit atherosklerotischen Herz-Kreislauf-Erkrankungen (ASCVD) und/oder HF und/oder Vorhofflimmern, insbesondere solche, die mit einem akuten CV-Ereignis ins Krankenhaus eingeliefert werden, sollten auf Diabetes getestet werden. Bei Personen mit Verdacht auf Stress-Hyperglykämie [erhöhte Glukosewerte bei der Einlieferung mit normalem glykiertem Hämoglobin (HbA1c)] sollte nach der Entlassung eine Blutzuckeruntersuchung durchgeführt werden, vorzugsweise mit einem oralen Glukosetoleranztest (oGTT), um persistierende Anomalien im Glukosestoffwechsel auszuschließen.

Obwohl der oGTT in der Vergangenheit für das Diabetes-Screening bei Personen mit CVD empfohlen wurde, schränkten die praktischen Aspekte der Umsetzbarkeit und die geringe Reproduzierbarkeit des Tests die Verbreitung ein. Es gibt Hinweise darauf, dass HbA1c oder Nüchternglukose stärkere Prädiktoren für vaskuläre Komplikationen sind als der 2-Stunden-oGTT und dass es daher am besten ist, diese einfachen Messungen für das allgemeine Screening zu übernehmen, insbesondere angesichts ihrer hohen Reproduzierbarkeit.

Empfehlungen zur Diagnose von Diabetes

Empfehlungen	Klasse	Evidenzgrad
Screening auf Diabetes wird bei allen Personen mit CVD[a] mittels Nüchternglukose und/oder HbA1c empfohlen.	I	A
Es wird empfohlen, die Diagnose eines Diabetes anhand des HbA1c-Wertes und/oder des Nüchtern-Plasmaglukosespiegels zu stellen oder im Zweifelsfall einen oGTT durchzuführen.[b]	I	B

CVD = kardiovaskuläre Erkrankung; HbA1c = glykiertes Hämoglobin; oGTT = oraler Glukosetoleranztest.
[a] Kardiovaskuläre Erkrankungen umfassen atherosklerotische Herz-Kreislauf-Erkrankungen, Vorhofflimmern und Herzinsuffizienz. [b] Bei hohen Glukosespiegeln und normalem HbA1c-Wert sollte an eine Stress-Hyperglykämie gedacht werden.

3. Bewertung des kardiovaskulären Risikos bei Patienten mit Typ-2-Diabetes

Menschen mit Typ-2-Diabetes mellitus (T2DM) haben ein 2–4-fach höheres Risiko, im Laufe ihres Lebens eine Herz-Kreislauf-Erkrankung zu entwickeln, die sich in KHK, Schlaganfall, Herzinsuffizienz und Vorhofflimmern sowie in peripheren Arterienerkrankungen äußert. Darüber hinaus haben viele Patienten mit CVD einen nicht diagnostizierten T2DM. Da das Vorhandensein von Diabetes und CVD, insbesondere in jüngerem Lebensalter, einen großen Einfluss auf die Prognose hat, sind folgende Empfehlungen von größter Bedeutung:

- Screening von Patienten mit CVD auf Diabetes
- Bewertung des CV-Risikos bei Patienten mit Diabetes
- Untersuchung von Patienten mit Diabetes auf Herz-Kreislauf- und Nierenerkrankungen

3.1 Bewertung des kardiovaskulären Risikos bei Typ-2-Diabetes

Bei der Bewertung des kardiovaskulären Risikos von Patienten mit T2DM ist es wichtig, die medizinische und familiäre Vorgeschichte, Symptome, Untersuchungsergebnisse, Labor- und andere diagnostische Testergebnisse sowie das Vorhandensein von ASCVD oder schweren Endorganschäden (TOD) zu berücksichtigen. Es gibt nicht genügend belastbare Belege dafür, dass die Beurteilung von Koronararterienkalk oder Intima-Media-Dicke zur Reklassifizierung des CV-Risikos bei Menschen mit T2DM beiträgt.

Schwerer Endorganschaden (TOD) ist definiert als:

- geschätzte glomeruläre Filtrationsrate (eGFR) < 45 ml/min/1,73 m^2, unabhängig von der Albuminurie, oder
- eGFR 45–59 ml/min/1,73 m^2 und Mikroalbuminurie (Albumin-Kreatinin-Quotient im Urin (UACR) 30–300 mg/g; Stadium A2), oder
- Proteinurie (UACR > 300 mg/g; Stadium A3) oder Vorliegen einer mikrovaskulären Erkrankung an mindestens drei verschiedenen Stellen (z. B. Mikroalbuminurie (Stadium A2) plus Retinopathie plus Neuropathie).

Tabelle 4: Kardiovaskuläre Risikokategorien bei Typ-2-Diabetes

Sehr hohes kardiovaskuläres Risiko	Patienten mit T2DM mit klinisch nachgewiesener ASCVD oder schwerer TOD oder einem 10-Jahres-CVD-Risiko ≥ 20 % unter Verwendung des SCORE2-Diabetes
Hohes kardiovaskuläres Risiko	Patienten mit T2DM, die die Kriterien für ein sehr hohes Risiko nicht erfüllen und ein 10-Jahres-CVD-Risiko von 10 bis < 20 % unter Verwendung des SCORE2-Diabetes haben
Mäßiges kardiovaskuläres Risiko	Patienten mit T2DM, die die Kriterien für ein sehr hohes Risiko nicht erfüllen und ein 10-Jahres-CVD-Risiko von 5 bis < 10 % unter Verwendung des SCORE2-Diabetes haben
Geringes kardiovaskuläres Risiko	Patienten mit T2DM, die die Kriterien für ein sehr hohes Risiko nicht erfüllen und ein 10-Jahres-CVD-Risiko von < 5 % unter Verwendung des SCORE2-Diabetes haben

ASCVD = atherosklerotische Herz-Kreislauf-Erkrankung; CV = kardiovaskulär; eGFR = geschätzte glomeruläre Filtrationsrate; SCORE2-Diabetes = Typ-2-Diabetes-spezifischer 10-Jahres-CVD-Risiko-Score; T2DM = Typ-2-Diabetes mellitus; TOD = Endorganschaden; UACR = Albumin-Kreatinin-Quotient im Urin.

Schwere TOD definiert als eGFR < 45 ml/min/1,73 m^2 unabhängig von der Albuminurie; oder eGFR 45–59 ml/min/1,73 m^2 und Mikroalbuminurie (UACR 30–300 mg/g; Stadium A2); oder Proteinurie (UACR > 300 mg/g; Stadium A3); oder Vorhandensein von mikrovaskulären Erkrankungen an mindestens drei verschiedenen Stellen (z. B. Mikroalbuminurie (Stadium A2) plus Retinopathie plus Neuropathie).

3.1.1 SCORE2-Diabetes: Schätzung des kardiovaskulären 10-Jahres-Risikos

Bei Patienten im Alter von ≥ 40 Jahren mit T2DM ohne ASCVD oder schwerer TOD wird empfohlen, das 10-Jahres-CVD-Risiko anhand des Systematic COronary Risk Evaluation (SCORE)2-Diabetes-Algorithmus abzuschätzen. Bei diesen Patienten sollten die Risikofaktoren für ASCVD auf individueller Basis bewertet werden. Die aktuellen Leitlinien empfehlen die Verwendung des SCORE2-Diabetes-Modells, welches das regional rekalibrierte europäische SCORE2-10-Jahres-Risikomodell erweitert, um die Verwendung bei Patienten mit T2DM im Alter von 40–69 Jahren ohne ASCVD oder schwere TOD zu ermöglichen und das 10-Jahres-Risiko einer Person für tödliche und nicht-tödliche CVD-Ereignisse (Myokardinfarkt (MI), Schlaganfall) abzuschätzen.

SCORE2-Diabetes integriert Informationen über konventionelle CVD-Risikofaktoren [d. h. Alter, Raucherstatus, systolischer Blutdruck (BP) sowie Gesamt- und High-Density-Lipoprotein-Cholesterin (HDL-C)] mit Diabetes-spezifischen Informationen (z. B. Alter bei Diabetesdiagnose, HbA1c und eGFR). Dieses Modell wurde für vier Ländergruppen (niedriges, moderates, hohes und sehr hohes CVD-Risiko) kalibriert, wobei eine ähnliche Methodik wie bei den Algorithmen von SCORE2 und SCORE2-Older Persons (SCORE2-OP) verwendet wurde.

Die ESC-App zur Berechnung des CVD-Risikos enthält den SCORE2-Diabetes, um die Risikoabschätzung und die Kommunikation zwischen medizinischen Fachkräften und Patienten mit T2DM zu erleichtern *(siehe Supplement der veröffentlichten Langfassung der Leitlinie 2023)*.

Die Schwellenwerte für die verschiedenen Risikokategorien sind in Tabelle 4 und Abbildung 3 dargestellt. Im Allgemeinen ist kein Risikogrenzwert allgemeingültig. Die in diesen Leitlinien zur Verwendung mit SCORE2-Diabetes vorgeschlagenen Risikogrenzwerte sollten als Orientierungshilfe für Ärzte und Patienten dienen, um eine einvernehmliche Entscheidung über die Intensität der Behandlung und zusätzliche Maßnahmen zur Prävention von ASCVD (wie lipidsenkende Therapien, Abschnitt 4.5, oder SGLT2-Hemmer und/oder GLP-1RA, Abschnitt 4.3) zu erreichen. Die Schwellenwerte für das 10-Jahres-Risiko dienen jedoch nur als Orientierungshilfe. Andere Patientenmerkmale können unabhängig von diesen Schwellenwerten zu Entscheidungen über eine Behandlung oder Nichtbehandlung führen.

Abbildung 3: Kardiovaskuläre Risikokategorien bei Patienten mit Diabetes mellitus Typ 2.

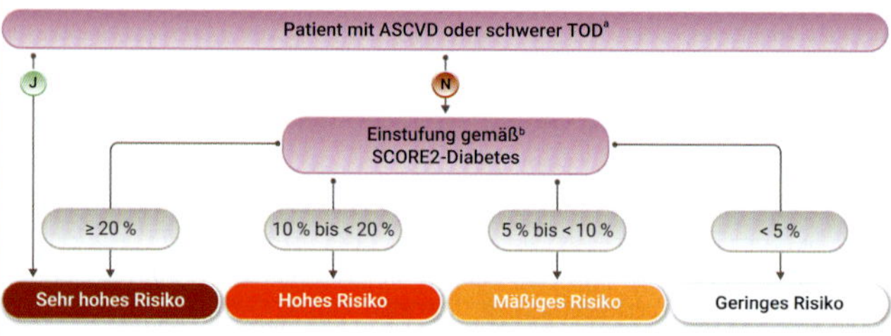

ASCVD = atherosklerotische Herz-Kreislauf-Erkrankung; CVD = kardiovaskuläre Erkrankung; eGFR = geschätzte glomeruläre Filtrationsrate; J = ja; N = nein; TOD = Endorganschäden; UACR = Albumin-Kreatinin-Quotient im Urin.

[a] Schwere TOD definiert als eGFR < 45 ml/min/1,73 m^2 unabhängig von der Albuminurie; oder eGFR 45–59 ml/min/1,73 m^2 und Mikroalbuminurie (UACR 30–300 mg/g; Stadium A2); oder Proteinurie (UACR > 300 mg/g; Stadium A3), oder Vorhandensein einer mikrovaskulären Erkrankung an mindestens drei verschiedenen Stellen (z. B. Mikroalbuminurie (Stadium A2) plus Retinopathie plus Neuropathie).

[b] Die vorgeschlagenen Schwellenwerte (10-Jahres-CVD-Risiko) sind nicht endgültig, sondern sollen vielmehr dazu anregen, gemeinsam mit den Patienten über die Intensität der Behandlung sowie über zusätzliche Maßnahmen zu sprechen. SCORE2-Diabetes bezieht sich auf Patienten im Alter von ≥ 40 Jahren.

Empfehlungen zur Bewertung des kardiovaskulären Risikos bei Patienten mit Typ-2-Diabetes

Empfehlungen	Klasse	Evidenzgrad
Es wird empfohlen, Patienten mit Diabetes auf das Vorhandensein einer schweren TOD[a] zu untersuchen.	I	A
Es wird empfohlen, die Krankengeschichte und das Vorhandensein von Symptomen, die auf ASCVD hindeuten, bei Patienten mit Diabetes zu erheben.	I	B
Bei Patienten mit T2DM ohne symptomatische ASCVD oder schwere TOD[a] wird empfohlen, das 10-Jahres-CVD-Risiko mittels SCORE2-Diabetes[b] abzuschätzen.	I	B

ASCVD = atherosklerotische Herz-Kreislauf-Erkrankung; eGFR = geschätzte glomeruläre Filtrationsrate; SCORE2-Diabetes = Typ-2-Diabetes-spezifischer 10-Jahres-ASCVD-Risiko-Score; T2DM = Typ-2-Diabetes mellitus; TOD = Endorganschäden; UACR = Albumin-Kreatinin-Quotient im Urin.

[a] Schwere TOD definiert als eGFR < 45 ml/min/1,73 m^2 unabhängig von der Albuminurie; oder eGFR 45–59 ml/min/1,73 m^2 und Mikroalbuminurie (UACR 30–300 mg/g; Stadium A2); oder Proteinurie (UACR > 300 mg/g; Stadium A3); oder Vorhandensein von mikrovaskulären Erkrankungen an mindestens drei verschiedenen Stellen (z. B. Mikroalbuminurie (Stadium A2) plus Retinopathie plus Neuropathie).

[b] SCORE2-Diabetes bezieht sich auf Patienten im Alter von ≥ 40 Jahren. Bei Patienten mit T2DM ohne ASCVD und/oder schwerer TOD mit einem Alter < 40 Jahren sollten die Risikofaktoren für ASCVD individuell bewertet werden.

4. Reduktion des kardiovaskulären Risikos bei Patienten mit Diabetes: Ziele und Behandlungen

4.1 Lebensstil und Diabetes

Änderungen des Lebensstils werden als grundlegende Maßnahme zur Prävention und Behandlung von T2DM empfohlen. Die Beratung sollte durch einen multifaktoriellen Ansatz mit einer patientenzentrierten Kommunikation erfolgen, die an den Gesundheitszustand und die Gesundheitskompetenz des Patienten angepasst ist.

Empfehlungen zur Gewichtsreduktion bei Patienten mit Typ-2-Diabetes mit oder ohne Herz-Kreislauf-Erkrankung

Empfehlungen	Klasse	Evidenzgrad
Personen mit Übergewicht oder Adipositas wird empfohlen, ihr Gewicht zu reduzieren und sich mehr zu bewegen, um die Stoffwechseleinstellung und das allgemeine CVD-Risikoprofil zu verbessern.	I	A
Glukosesenkende Medikamente mit gewichtsreduzierender Wirkung (z. B. GLP-1RA) sollten bei Patienten mit Übergewicht oder Adipositas zur Gewichtsreduktion erwogen werden.	IIa	B
Eine bariatrische Operation sollte bei Patienten mit hohem und sehr hohem Risiko und einem BMI ≥ 35 kg/m^2 (≥ Klasse II[a]) erwogen werden, wenn wiederholte und strukturierte Bemühungen zur Änderung des Lebensstils in Kombination mit gewichtsreduzierenden Medikamenten nicht zu einer dauerhaften Gewichtsabnahme führen.	IIa	B

BMI = Körpermasseindex (Body Mass Index); CVD = Herz-Kreislauf-Erkrankung; GLP-1RA = GLP-1-Rezeptoragonisten; T2DM = Typ-2-Diabetes mellitus.

[a] Weltgesundheitsorganisation-Klassifizierung.

Empfehlungen für die Ernährung von Patienten mit Typ-2-Diabetes mit oder ohne Herz-Kreislauf-Erkrankung

Empfehlungen	Klasse	Evidenzgrad
Um das kardiovaskuläre Risiko zu senken, wird eine mediterrane oder pflanzliche Ernährung mit einem hohen Anteil an ungesättigten Fettsäuren empfohlen.	I	A

Empfehlungen für körperliche Aktivität/Bewegung bei Patienten mit Typ-2-Diabetes mit oder ohne Herz-Kreislauf-Erkrankung		
Empfehlungen	**Klasse**	**Evidenzgrad**
Es wird empfohlen, die körperliche Aktivität (z. B. 10 Minuten tägliches Gehen) bei allen Patienten mit T2DM mit und ohne CVD zu steigern. Optimal ist eine wöchentliche Aktivität von 150 Minuten moderater Intensität oder von 75 Minuten intensiver Ausdauerbelastung.	I	A
Es wird empfohlen, Bewegungsinterventionen an T2DM-assoziierte Komorbiditäten anzupassen, z. B. an Gebrechlichkeit, Neuropathie oder Retinopathie.	I	B
Es wird empfohlen, bei Patienten mit T2DM und gesicherter CVD, z. B. KHK, HFpEF, HFmrEF, HFrEF oder Vorhofflimmern, ein strukturiertes Bewegungstraining einzuführen, um die Stoffwechseleinstellung, die körperliche Leistungsfähigkeit sowie die Lebensqualität zu verbessern und CV-Ereignisse zu reduzieren.	I	B
Es wird empfohlen, zusätzlich zum Ausdauertraining mindestens zweimal pro Woche Krafttraining durchzuführen.	I	B
Der Einsatz von auf Verhaltenstheorie basierenden Interventionen, wie z. B. Zielsetzung, Re-Evaluation der Ziele, Selbstbeobachtung und Feedback, sollte zur Förderung des Bewegungsverhaltens erwogen werden.	IIa	B
Es sollte erwogen werden, bei Patienten mit T2DM und gesicherter CVD vor Beginn eines strukturierten Trainingsprogramms eine Ergometrie bis zur maximal tolerierten Ausbelastung durchzuführen.	IIa	C
Es kann erwogen werden, Fitnesstracker einzusetzen, um das Bewegungsverhalten zu verbessern.	IIb	B

CV = kardiovaskulär; CVD = kardiovaskuläre Erkrankung; HFmrEF = Herzinsuffizienz mit mäßiggradig eingeschränkter Ejektionsfraktion; HFpEF = Herzinsuffizienz mit erhaltener Ejektionsfraktion; HFrEF = Herzinsuffizienz mit reduzierter Ejektionsfraktion; KHK = Koronare Herzkrankheit; T2DM = Typ-2-Diabetes mellitus.

Empfehlungen zur Raucherentwöhnung bei Patienten mit Typ-2-Diabetes mit oder ohne Herz-Kreislauf-Erkrankung		
Empfehlungen	**Klasse**	**Evidenzgrad**
Es wird empfohlen, das Rauchen aufzugeben, um das kardiovaskuläre Risiko zu verringern.	I	A
Nikotinersatztherapien, Vareniclin und Bupropion sowie individuelle oder telefonische Beratung sollten erwogen werden, um die Erfolgsquote bei der Raucherentwöhnung zu verbessern.	IIa	B

4.2 Glykämische Ziele

Abbildung 4: Einfacher Leitfaden für glykämische Ziele bei Patienten mit Diabetes mellitus Typ 2 und kardiovaskulären Erkrankungen.

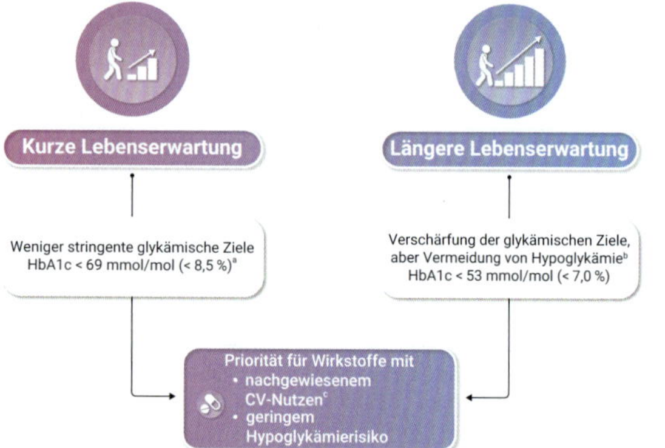

CV = kardiovaskulär; GLP-1RA = GLP-1-Rezeptoragonisten; HbA1c = glykiertes Hämoglobin, s.c. = subkutan; SGLT2 = Natrium-abhängiger Glucose-Co-Transporter-2.

[a] Anpassen des Zielwerts bei Vorliegen von Hyperglykämie-Symptomen (Polyurie und Polydipsie).

[b] Hypoglykämie ist in der Regel nur bei Personen, die Sulfonylharnstoffe und/oder Insulin einnehmen, ein Problem.

[c] SGLT2-Hemmer (Empagliflozin, Canagliflozin, Dapagliflozin, Sotagliflozin) oder GLP-1RA (Liraglutid, Semaglutid s.c., Dulaglutid, Efpeglenatid).

Empfehlungen für Zielwerte bei Patienten mit Diabetes

Empfehlungen	Klasse	Evidenzgrad
Eine strenge Blutzuckereinstellung (HbA1c < 7 %) wird empfohlen, um mikrovaskuläre Komplikationen zu verringern.	I	A
Es wird empfohlen, Hypoglykämien zu vermeiden, insbesondere bei Patienten mit CVD.	I	B
Es wird empfohlen, die HbA1c-Ziele entsprechend den Begleiterkrankungen, der Diabetesdauer und der Lebenserwartung zu individualisieren.	I	C
Zur langfristigen Prävention einer KHK sollte eine strenge Blutzuckereinstellung erwogen werden, vorzugsweise unter Verwendung von Wirkstoffen mit kardiovaskulärem Nutzen[a].	IIa	B

CVD = kardiovaskuläre Erkrankung; GLP-1RA = GLP-1-Rezeptoragonisten; HbA1c = glykiertes Hämoglobin; KHK = Koronare Herzkrankheit; s.c. = subkutan; SGLT2 = Natrium-abhängiger Glucose-Co-Transporter-2.

[a] SGLT2-Hemmer (Empagliflozin, Canagliflozin, Dapagliflozin, Sotagliflozin) oder GLP-1RA (Liraglutid, Semaglutid s.c., Dulaglutid, Efpeglenatid).

4.3 Reduktion des ASCVD-Risikos durch blutzuckersenkende Medikamente bei Diabetes

T2DM ist bei Patienten mit ASCVD oder höchstem Risiko für Herz-Kreislauf-Erkrankungen weit verbreitet. Der umgekehrte Fall ist ebenfalls zutreffend: ASCVD tritt häufig bei Patienten mit T2DM auf. Angesichts dieser Zusammenhänge ist es von entscheidender Bedeutung, das Vorhandensein von T2DM bei der Festlegung von Strategien zur kardiovaskulären Risikoreduktion zu berücksichtigen. Der erste Schritt in diesem Prozess muss unbedingt darin bestehen, alle Patienten mit CVD auf das Vorliegen eines T2DM zu untersuchen. Da viele Entscheidungen vom Glukosemanagement unabhängig sind, geht der T2DM-Status in die klinische Entscheidungsfindung zur kardiovaskulären Risikoreduktion ein, wie in der aktuellen Leitlinie für mehrere andere Interventionen diskutiert. Auf der Grundlage der Ergebnisse mehrerer spezieller CVOT zu glukosesenkenden Medikamenten bei Patienten mit Diabetes und ASCVD oder hohem CV-Risiko gibt es jetzt eine Fülle von Daten, die den bevorzugten Einsatz ausgewählter glukosesenkender Medikamente zur

Reduktion des CV-Risikos unabhängig von Überlegungen zum Glukosemanagement ermöglichen. Glukosesenkende Medikamente können mit zwei parallelen, sich gegenseitig nicht ausschließenden Absichten verschrieben werden: 1) Verbesserung der kardiovaskulären Prognose und der Sicherheit und 2) Kontrolle des Blutzuckerspiegels. Auf dieser Grundlage wurden in der aktuellen Leitlinie die Verschreibungsempfehlungen unterteilt in solche, die der Verbesserung der kardiovaskulären Prognose dienen, und solche, die der Blutzuckerkontrolle dienen. Diese Empfehlungen stützen sich auf die Ergebnisse der wichtigsten CVOT, die die Wirksamkeit und Sicherheit von glukosesenkenden Therapien zur Behandlung von T2DM und ihre Auswirkungen auf kardiovaskuläre Ereignisse beschreiben.

Empfehlungen für eine Behandlung mit blutzuckersenkenden Wirkstoffen bei Patienten mit Typ-2-Diabetes und ASCVD zur Reduktion des kardiovaskulären Risikos

Empfehlungen	Klasse	Evidenzgrad
Es wird empfohlen, den Einsatz von blutzuckersenkenden Wirkstoffen mit nachgewiesenem kardiovaskulärem Nutzen[a,b] gefolgt von Wirkstoffen mit nachgewiesener kardiovaskulärer Sicherheit[c] gegenüber Wirkstoffen ohne nachgewiesenen kardiovaskulären Nutzen oder ohne nachgewiesene kardiovaskuläre Sicherheit zu bevorzugen.	I	C
SGLT2-Hemmer		
SGLT2-Hemmer mit nachgewiesenem kardiovaskulärem Nutzen[a] werden bei Patienten mit T2DM und ASCVD empfohlen, um CV-Ereignisse zu reduzieren, unabhängig vom Ausgangs- oder HbA1c-Zielwert und unabhängig von der gleichzeitigen Einnahme sonstiger blutzuckersenkender Medikamente.	I	A
Glucagon-like Peptide-1-Rezeptoragonisten		
GLP-1RA mit nachgewiesenem kardiovaskulärem Nutzen[b] werden bei Patienten mit T2DM und ASCVD empfohlen, um CV-Ereignisse zu reduzieren, unabhängig vom Ausgangs- oder HbA1c-Zielwert und unabhängig von der gleichzeitigen Einnahme sonstiger blutzuckersenkender Medikamente.	I	A

Empfehlungen für eine Behandlung mit blutzuckersenkenden Wirkstoffen bei Patienten mit Typ-2-Diabetes und ASCVD zur Reduktion des kardiovaskulären Risikos (Fortsetzung)		
Andere blutzuckersenkende Medikamente zur Verringerung des kardiovaskulären Risikos		
Wenn eine zusätzliche Blutzuckerkontrolle erforderlich ist, sollte Metformin bei Patienten mit T2DM und ASCVD erwogen werden.	**IIa**	**C**
Wenn eine zusätzliche Blutzuckerkontrolle erforderlich ist, kann Pioglitazon bei Patienten mit T2DM und ASCVD ohne Herzinsuffizienz erwogen werden.	**IIb**	**B**

ASCVD = atherosklerotische Herz-Kreislauf-Erkrankung; CV = kardiovaskulär; DPP-4 = Dipeptidylpeptidase-4; GLP-1RA = GLP-1-Rezeptoragonisten; HbA1c = glykiertes Hämoglobin; HF = Herzinsuffizienz; s.c. = subkutan; SGLT2 = Natrium-abhängiger Glucose-Co-Transporter-2; T2DM = Typ-2-Diabetes mellitus.

[a] Empagliflozin, Canagliflozin, Dapagliflozin, Sotagliflozin.

[b] Liraglutid, Semaglutid s.c., Dulaglutid, Efpeglenatid.

[c] Metformin, Pioglitazon, DPP-4-Hemmer (Sitagliptin, Alogliptin, Linagliptin), Glimepirid, Gliclazid, Insulin glargin, Insulin degludec, Ertugliflozin, Lixisenatid, Exenatid (mit verlängerter Freisetzung), orales Semaglutid.

Empfehlungen für eine Behandlung mit blutzuckersenkenden Wirkstoffen bei Patienten mit Typ-2-Diabetes ohne ASCVD oder schwere TOD zur Verringerung des kardiovaskulären Risikos

Empfehlungen	Klasse	Evidenzgrad
Bei Patienten mit T2DM ohne ASCVD oder schwerer TOD[a] und niedrigem oder mittlerem Risiko sollte eine Behandlung mit Metformin erwogen werden, um das CV-Risiko zu senken.	IIa	C
Bei Patienten mit T2DM ohne ASCVD oder schwerer TOD[a] und hohem oder sehr hohem Risiko kann eine Behandlung mit Metformin erwogen werden, um das CV-Risiko zu senken.	IIb	C
Bei Patienten mit T2DM ohne ASCVD oder schwerer TOD[a], aber mit einem berechneten 10-Jahres-CVD-Risiko[b] ≥ 10 % kann eine Behandlung mit einem SGLT2-Hemmer oder GLP-1RA erwogen werden, um das CV-Risiko zu senken.	IIb	C

ASCVD = atherosklerotische Herz-Kreislauf-Erkrankung; CV = kardiovaskulär; eGFR = geschätzte glomeruläre Filtrationsrate; GLP-1RA = GLP-1-Rezeptoragonisten; SGLT2 = Natrium-abhängiger Glucose-Co-Transporter-2; T2DM = Typ-2-Diabetes mellitus; TOD = Zielorganschädigung; UACR = Albumin-Kreatinin-Quotient im Urin.

[a] Schwere TOD definiert als eGFR < 45 ml/min/1,73 m^2 unabhängig von der Albuminurie; oder eGFR 45–59 ml/min/1,73 m^2 und Mikroalbuminurie (UACR 30–300 mg/g; Stadium A2); oder Proteinurie (UACR > 300 mg/g; Stadium A3); oder Vorhandensein von mikrovaskulären Erkrankungen an mindestens drei verschiedenen Stellen (z. B. Mikroalbuminurie (Stadium A2) plus Retinopathie plus Neuropathie).

[b] Verwendung von SCORE2-Diabetes.

Abbildung 5: Behandlung mit blutzuckersenkenden Wirkstoffen bei Patienten mit Typ-2-Diabetes zur Reduktion des kardiovaskulären Risikos auf der Grundlage des Vorliegens von ASCVD/schwerer TOD und der Abschätzung des 10-Jahres-CVD-Risikos mittels SCORE2-Diabetes.

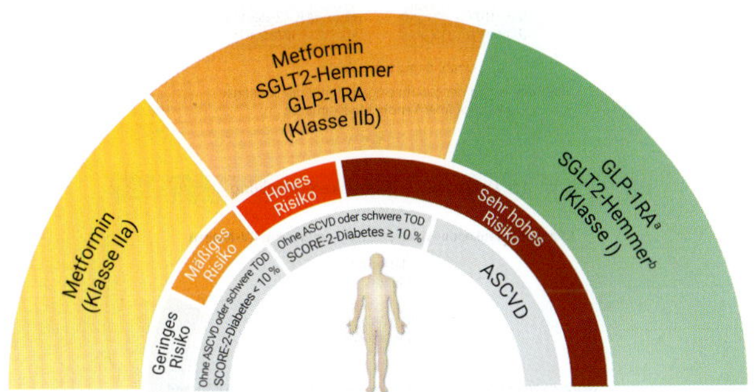

Risikobewertung für Patienten mit Typ-2-Diabetes auf der Grundlage des Vorliegens von ASCVD/schwerer TOD und 10-Jahres-CVD-Risikoabschätzung mittels SCORE2-Diabetes

ASCVD = atherosklerotische Herz-Kreislauf-Erkrankung; CVD = kardiovaskuläre Erkrankung; GLP-1RA = GLP-1-Rezeptoragonisten; s.c. = subkutan; SGLT2 = Natrium-abhängiger Glucose-Co-Transporter-2; T2DM = Typ-2-Diabetes mellitus; TOD = Endorganschaden.

Für Patienten mit ASCVD wird nur die Empfehlung der Klasse I angegeben. Die Behandlungsempfehlungen für Patienten mit T2DM und schwerer TOD werden in Abschnitt 8 beschrieben. Schwere TOD ist definiert als eGFR < 45 ml/min/1,73 m^2 unabhängig von der Albuminurie; oder eGFR 45–59 ml/min/1,73 m^2 und Mikroalbuminurie (UACR 30–300 mg/g; Stadium A2); oder Proteinurie (UACR > 300 mg/g; Stadium A3); oder Vorhandensein einer mikrovaskulären Erkrankung an mindestens drei verschiedenen Stellen (z. B. Mikroalbuminurie (Stadium A2) plus Retinopathie plus Neuropathie).

[a] GLP-1RA mit nachgewiesenem kardiovaskulärem Nutzen: Liraglutid, Semaglutid s.c., Dulaglutid, Efpeglenatid.

[b] SGLT2-Hemmer mit nachgewiesenem kardiovaskulärem Nutzen: Empagliflozin, Canagliflozin, Dapagliflozin, Sotagliflozin.

Abbildung 6: Behandlung mit blutzuckersenkenden Wirkstoffen bei Patienten mit Typ-2-Diabetes und ASCVD zur Reduktion des kardiovaskulären Risikos.

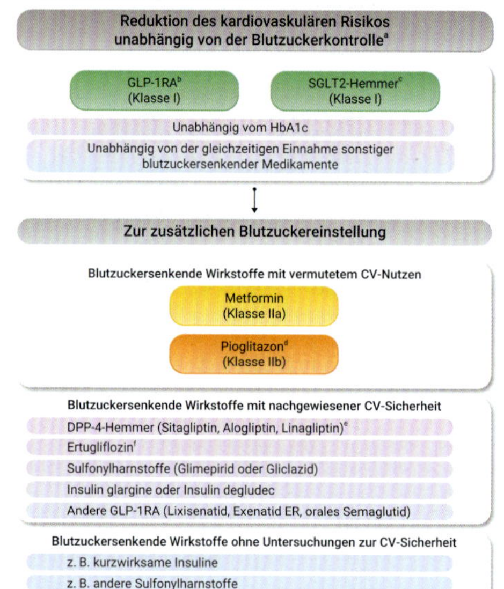

ASCVD = atherosklerotische Herz-Kreislauf-Erkrankung; CKD = chronische Nierenerkrankung; CV = kardiovaskulär; DPP-4 = Dipeptidylpeptidase-4; eGFR = geschätzte glomeruläre Filtrationsrate; ER = verlängerte Freisetzung; GLP-1RA = GLP-1-Rezeptoragonisten; HbA1c = glykiertes Hämoglobin; MACE = schwere kardiovaskuläre Komplikationen; s.c. = subkutan; SGLT2 = Natrium-abhängiger Glucose-Co-Transporter-2; T2DM = Typ-2-Diabetes mellitus.

[a] Bei Patienten mit ASCVD und T2DM wird eine Behandlung mit einem GLP-1RA und SGLT2-Hemmer mit nachgewiesenem Nutzen zur Reduktion des kardiovaskulären Risikos empfohlen, unabhängig vom HbA1c-Wert und der gleichzeitigen Einnahme von blutzuckersenkenden Medikamenten. Wenn eine zusätzliche Blutzuckerkontrolle erforderlich ist, sollte eine Behandlung mit Metformin erwogen werden, und eine Behandlung mit Pioglitazon kann erwogen werden. [b] GLP-1RA mit nachgewiesenem kardiovaskulärem Nutzen: Liraglutid, Semaglutid s.c., Dulaglutid, Efpeglenatid. [c] SGLT2-Hemmer mit nachgewiesenem kardiovaskulärem Nutzen: Empagliflozin, Canagliflozin, Dapagliflozin, Sotagliflozin. [d] Pioglitazon sollte nicht bei Patienten mit Herzinsuffizienz angewendet werden; die Anwendung bei CKD erfordert Vorsicht, da intravasale Volumenexpansion und Herzinsuffizienz bei reduzierter eGFR häufig sind. [e] DPP-4-Hemmer sollten nicht bei Patienten eingesetzt werden, die GLP-1RA einnehmen. [f] Ertugliflozin zeigte in der VERTIS-CV-Studie Sicherheit in Bezug auf den kombinierten 3-Punkt-MACE-Endpunkt, aber keine CV-Überlegenheit.

4.4 Blutdruck und Diabetes

Regelmäßige Blutdruckmessungen unter standardisierten Bedingungen sind bei allen Patienten mit Diabetes obligatorisch.

Empfehlungen für die Blutdruckkontrolle bei Patienten mit Diabetes		
Empfehlungen	**Klasse**	**Evidenzgrad**
Screening auf Bluthochdruck		
Regelmäßige Blutdruckmessungen[a] werden bei allen Patienten mit Diabetes empfohlen, um Bluthochdruck zu erkennen und zu behandeln und so das kardiovaskuläre Risiko zu senken.	I	A
Ziele der Behandlung		
Eine Behandlung mit blutdrucksenkenden Medikamenten wird für Patienten mit Diabetes empfohlen, wenn der Blutdruck in der Praxis ≥ 140/90 mmHg beträgt.	I	A
Es wird empfohlen, den Bluthochdruck bei Patienten mit Diabetes individualisiert zu behandeln. Das Ziel für den systolischen Blutdruck ist ein Wert von 130 mmHg und < 130 mmHg, wenn er toleriert wird, aber nicht < 120 mmHg. Bei älteren Menschen (Alter > 65 Jahre) wird empfohlen, den systolischen Blutdruck auf 130–139 mmHg zu senken.	I	A
Bei Patienten mit Diabetes, die ein besonders hohes Risiko für ein zerebrovaskuläres Ereignis haben, kann ein systolischer Zielblutdruckwert von < 130 mmHg bei der Behandlung erwogen werden, um das Schlaganfallrisiko weiter zu senken.	IIb	B
Behandlung und Bewertung		
Eine Änderung des Lebensstils (Gewichtsabnahme bei Übergewicht, körperliche Aktivität, Einschränkung von Alkohol- und Natriumkonsum, erhöhter Verzehr von Gemüse, Verwendung fettarmer Milchprodukte) wird bei Patienten mit Diabetes und Bluthochdruck empfohlen.	I	A

Empfehlungen für die Blutdruckkontrolle bei Patienten mit Diabetes (Fortsetzung)		
Empfehlungen	**Klasse**	**Evidenzgrad**
Behandlung und Bewertung (Fortsetzung)		
Es wird empfohlen, die Behandlung mit einer Kombination aus einem RAS-Hemmer und einem Calciumkanalblocker oder einem Thiazid/Thiazid-ähnlichen Diuretikum zu beginnen.	**I**	**A**
Bei Patienten mit Diabetes, die mit Blutdrucksenkern behandelt werden, sollte eine häusliche Blutdruckselbstmessung erwogen werden, um zu überprüfen, ob der Blutdruck angemessen eingestellt ist.	**IIa**	**B**
Eine ambulante 24-Stunden-Blutdruckmessung sollte erwogen werden, um abnormale 24-Stunden-Blutdruckmuster, einschließlich nächtlicher Hypertonie und reduziertem oder umgekehrtem nächtlichen Blutdruckabfall, zu erfassen und die antihypertensive Behandlung anzupassen.	**IIa**	**B**

RAS = Renin-Angiotensin-System.
[a] Idealerweise bei jeder Begegnung.

4.5 Lipide und Diabetes

Diabetes geht mit einer Vielzahl an Lipid- und Apolipoprotein-Anomalien einher. Die Hauptkomponenten sind mäßig erhöhte Plasmatriglycerid- (TG), TG-reiche Lipoprotein- (TRL) und TRL-Cholesterinwerte (TRL-C), normal bis leicht erhöhtes Low-Density-Lipoprotein-Cholesterin (LDL-C) und niedriges HDL-C.

Abbildung 7: Empfohlene Zielwerte für Low-Density-Lipoprotein-Cholesterin nach kardiovaskulären Risikokategorien bei Patienten mit Typ-2-Diabetes.

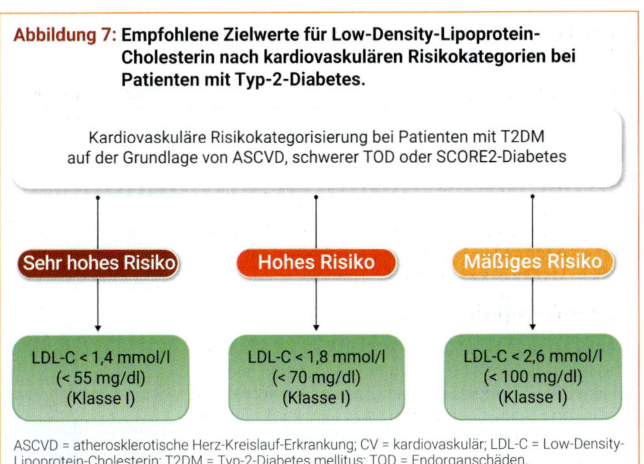

ASCVD = atherosklerotische Herz-Kreislauf-Erkrankung; CV = kardiovaskulär; LDL-C = Low-Density-Lipoprotein-Cholesterin; T2DM = Typ-2-Diabetes mellitus; TOD = Endorganschäden.

Empfehlungen für die Behandlung der Dyslipidämie bei Patienten mit Diabetes

Empfehlungen	Klasse	Evidenzgrad
Lipid-Zielwerte		
Bei Patienten mit T2DM und mäßigem kardiovaskulärem Risiko wird ein LDL-C-Zielwert von < 2,6 mmol/l (< 100 mg/dl) empfohlen.	I	A
Bei Patienten mit T2DM und hohem kardiovaskulärem Risiko wird ein LDL-C-Zielwert von < 1,8 mmol/l (< 70 mg/dl) und eine LDL-C-Senkung um mindestens 50 % empfohlen.	I	A
Bei Patienten mit T2DM und sehr hohem kardiovaskulärem Risiko wird ein LDL-C-Zielwert von < 1,4 mmol/l (< 55 mg/dl) und eine LDL-C-Senkung um mindestens 50 % empfohlen.	I	B

Empfehlungen für die Behandlung der Dyslipidämie bei Patienten mit Diabetes (Fortsetzung)		
Empfehlungen	**Klasse**	**Evidenzgrad**
Lipid-Zielwerte (Fortsetzung)		
Bei Patienten mit T2DM wird als sekundäres Ziel ein Non-HDL-C-Ziel von < 2,2 mmol/l (< 85 mg/dl) bei Patienten mit sehr hohem kardiovaskulärem Risiko und von < 2,6 mmol/l (< 100 mg/dl) bei Patienten mit hohem kardiovaskulärem Risiko empfohlen.	I	B
Lipidsenkende Behandlung		
Statine werden als Mittel der ersten Wahl zur Senkung des LDL-C-Spiegels bei Patienten mit Diabetes und einem LDL-C-Spiegel über dem Zielwert empfohlen. Die Gabe von Statinen richtet sich nach dem kardiovaskulären Risikoprofil der Patienten und den empfohlenen LDL-C- (oder Non-HDL-C-) Zielwerten.	I	A
Ein PCSK9-Inhibitor wird bei Patienten mit sehr hohem kardiovaskulärem Risiko empfohlen, deren LDL-C-Spiegel trotz Behandlung mit einer maximal verträglichen Statin-Dosis oder in Kombination mit Ezetimib weiterhin über dem Zielwert liegen, oder bei Patienten mit Statin-Unverträglichkeit.	I	A
Wenn der LDL-C-Zielwert mit Statinen nicht erreicht wird, wird eine Kombinationstherapie mit Ezetimib empfohlen.	I	B
Wird eine Statinbehandlung in keiner Dosierung vertragen (auch nicht nach erneutem Versuch), sollte ein PCSK9-Inhibitor zusätzlich zu Ezetimib erwogen werden.	IIa	B
Wird eine Statinbehandlung in keiner Dosierung vertragen (auch nicht nach erneutem Versuch), sollte Ezetimib erwogen werden.	IIa	C

Empfehlungen für die Behandlung der Dyslipidämie bei Patienten mit Diabetes (Fortsetzung)		
Empfehlungen	**Klasse**	**Evidenzgrad**
Lipidsenkende Behandlung (Fortsetzung)		
Bei Patienten mit Hypertriglyceridämie[a] kann hochdosiertes Icosapent-Ethyl (2 g 2x/Tag) in Kombination mit einem Statin erwogen werden.	IIb	B

CV = kardiovaskulär; HDL-C = High-density-Lipoprotein-Cholesterin; LDL-C = Low-density-Lipoprotein-Cholesterin; PCSK9 = Proproteinkonvertase-Subtilisin/Kexin-Typ 9; T2DM = Typ-2-Diabetes mellitus.

[a] Hypertriglyceridämie: Triglyceride 150–499 mg/dl, gemäß den Einschlusskriterien der REDUCE-IT-Studie.

Patienten mit hohem kardiovaskulärem Risiko, die keine Statine einnehmen konnten oder wollten, wurden in die CLEAR-Outcomes-Studie eingeschlossen und auf Bempedoinsäure oder Placebo randomisiert. Von den 6992 Patienten, die dem aktiven Arm der Studie zugeteilt wurden, hatten 45 % einen T2DM. Bempedoinsäure war mit einer signifikant niedrigeren Inzidenz des aus vier Komponenten zusammengesetzten primären Endpunkts (Kardiovaskulärer Tod, nicht tödlicher Myokardinfarkt, nicht tödlicher Schlaganfall oder koronare Revaskularisation) und einer höheren Inzidenz einiger unerwünschter Ereignisse (Gicht und Cholelithiasis) nach einem Follow-Up von 40,6 Monaten assoziiert. Allerdings wurden die Daten erst kurz vor Fertigstellung dieser Leitlinien veröffentlicht und konnten daher nicht berücksichtigt werden.

4.6 Antithrombotische Therapie und Diabetes

Empfehlung für Patienten mit Diabetes ohne symptomatische ASCVD oder Revaskularisation in der Vorgeschichte		
Empfehlung	**Klasse**	**Evidenzgrad**
Bei Erwachsenen mit T2DM ohne symptomatische ASCVD oder Revaskularisation in der Vorgeschichte kann ASS (75–100 mg 1x/Tag) zur Prävention des ersten schweren vaskulären Ereignisses erwogen werden, sofern keine eindeutigen Kontraindikationen[a] vorliegen.	**IIb**	**A**

ASCVD = atherosklerotische Herz-Kreislauf-Erkrankung; ASS = Acetylsalicylsäure; T2DM = Typ-2-Diabetes mellitus.

[a] Hohes Blutungsrisiko aufgrund einer gastrointestinalen Blutung oder eines Magengeschwürs innerhalb der letzten 6 Monate, einer aktiven Lebererkrankung (wie Zirrhose, aktive Hepatitis) oder einer ASS-Allergie in der Vorgeschichte.

Abbildung 8: Empfehlungen für die Thrombozytenaggregationshemmung bei Patienten mit Diabetes und akutem oder chronischem Koronarsyndrom mit PCI oder CABG und ohne Indikation für eine orale Langzeitantikoagulation.

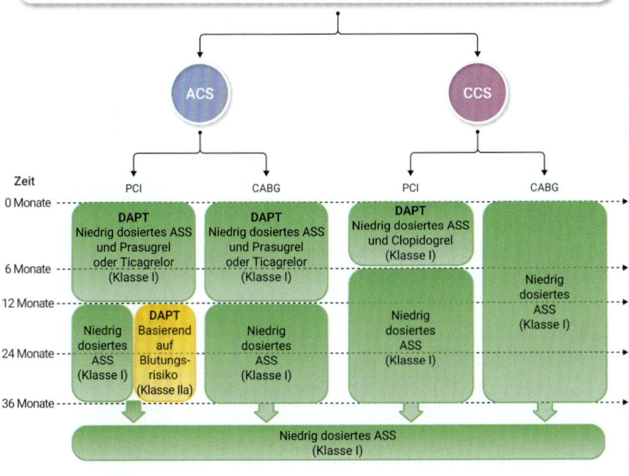

ACS = akutes Koronarsyndrom; ASS = Acetylsalicylsäure; CABG = koronarer Bypass; CCS = chronisches Koronarsyndrom; DAPT = duale antithrombozytäre Therapie; PCI = perkutane Koronarintervention.

Empfehlungen zur antithrombotischen Therapie bei Patienten mit Diabetes und akutem oder chronischem Koronarsyndrom ohne Indikation für eine orale Langzeitantikoagulation

Empfehlungen	Klasse	Evidenzgrad
ASS in einer Dosis von 75–100 mg 1x/Tag wird bei Patienten mit Diabetes und vorherigem Myokardinfarkt oder Revaskularisation (CABG oder Stent) empfohlen.	I	A
Bei Patienten mit ACS und Diabetes, die sich einer PCI unterziehen, wird ein $P2Y_{12}$-Rezeptor-Hemmer (Ticagrelor oder Prasugrel) zusätzlich zu ASS (75–100 mg 1x/Tag) für 12 Monate empfohlen.	I	A
Clopidogrel 75 mg 1x/Tag nach angemessener Aufsättigung (z. B. 600 mg oder mindestens 5 Tage bereits unter Erhaltungstherapie) wird, zusätzlich zu ASS, für 6 Monate nach Koronarstent bei Patienten mit CCS empfohlen, unabhängig vom Stenttyp, es sei denn, eine kürzere Dauer ist aufgrund des Risikos oder des Auftretens von lebensbedrohlichen Blutungen indiziert.	I	A
Im Falle einer ASS-Unverträglichkeit wird Clopidogrel als Alternative empfohlen.	I	B
Bei Patienten mit Diabetes und ACS unter einer DAPT-Behandlung, die sich einer CABG unterziehen und keine langfristige OAK-Therapie benötigen, wird die Wiederaufnahme eines $P2Y_{12}$-Rezeptor-Hemmers für bis zu 12 Monate empfohlen, sobald dies nach der Operation als sicher erachtet wird.	I	C
Eine Verlängerung der DAPT über 12 Monate hinaus nach einem ACS sollte bei Patienten mit Diabetes, die die DAPT ohne größere Blutungskomplikationen vertragen haben, für bis zu 3 Jahre erwogen werden[a].	IIa	A

Empfehlungen zur antithrombotischen Therapie bei Patienten mit Diabetes und akutem oder chronischem Koronarsyndrom ohne Indikation für eine langfristige orale Antikoagulation (Fortsetzung)

Empfehlungen	Klasse	Evidenzgrad
Die zusätzliche Gabe von sehr niedrig dosiertem Rivaroxaban[b] zu niedrig dosiertem ASS sollte zur langfristigen Prävention schwerer vaskulärer Ereignisse bei Patienten mit Diabetes und CCS oder symptomatischer PAE ohne hohes Blutungsrisiko erwogen werden.	IIa	B

ACS = akutes Koronarsyndrom; ASS = Acetylsalicylsäure; CABG = koronarer Bypass; CCS = chronisches Koronarsyndrom; DAPT = duale antithrombozytäre Therapie; OAK = orale Antikoagulanzien; PAE = periphere arterielle Erkrankung.

[a] Im Falle von Ticagrelor sollte eine reduzierte Dosis (60 mg 2x/Tag) verwendet werden.

[b] Rivaroxaban 2,5 mg 2x/Tag.

Empfehlungen zur antithrombotischen Therapie bei Patienten mit Diabetes und akutem oder chronischem Koronarsyndrom und/oder nach perkutaner Koronarintervention, die eine orale Langzeitantikoagulation benötigen

Empfehlungen	Klasse	Evidenzgrad
Bei Patienten mit Vorhofflimmern und einer Therapie mit Thrombozytenaggregationshemmern, die für eine Antikoagulation in Frage kommen und bei denen keine Kontraindikation[a] besteht, wird empfohlen NOAK einem VKA vorzuziehen.	I	A
Bei Patienten mit ACS oder CCS und Diabetes, die sich einer koronaren Stentimplantation unterziehen und bei denen eine Indikation für eine Antikoagulation besteht, wird eine Dreifachtherapie mit niedrig dosiertem ASS, Clopidogrel und einem OAK für mindestens eine Woche empfohlen, gefolgt von einer dualen Therapie mit einem OAK und einem einzelnen oralen Thrombozytenaggregationshemmer.	I	A

Empfehlungen zur antithrombotischen Therapie bei Patienten mit Diabetes und akutem oder chronischem Koronarsyndrom und/oder nach perkutaner Koronarintervention, die eine orale Langzeitantikoagulation benötigen (Fortsetzung)

Empfehlungen	Klasse	Evidenzgrad
Bei Patienten mit ACS oder CCS und Diabetes, die sich einer koronaren Stentimplantation unterziehen und bei denen eine Indikation für eine Antikoagulation besteht, sollte eine Verlängerung der Dreifachtherapie mit niedrig dosiertem ASS, Clopidogrel und einem OAK auf bis zu 1 Monat erwogen werden, wenn das Thromboserisiko gegenüber dem Blutungsrisiko beim einzelnen Patienten überwiegt.	IIa	C
Bei Patienten mit ACS oder CCS und Diabetes, die sich einer koronaren Stentimplantation unterziehen und bei denen eine Indikation für eine Antikoagulation besteht, kann eine Verlängerung der Dreifachtherapie mit niedrig dosiertem ASS, Clopidogrel und einem OAK auf bis zu 3 Monate erwogen werden, wenn das Thromboserisiko gegenüber dem Blutungsrisiko beim einzelnen Patienten überwiegt.	IIb	C

ACS = akutes Koronarsyndrom; CCS = chronisches Koronarsyndrom; NOAK = orales Antikoagulans ohne Vitamin-K-Antagonist; OAK = orale Antikoagulanzien; VKA = Vitamin-K-Antagonist.

[a] Kontraindikationen für NOAK sind mechanische Herzklappenprothesen, Mitralstenose und eine Kreatinin-Clearance unter dem für den jeweiligen NOAK zugelassenen Grenzwert.

Empfehlungen zum Magenschutz bei Patienten mit Diabetes, die antithrombotische Medikamente einnehmen		
Empfehlungen	**Klasse**	**Evidenzgrad**
Bei einer kombinierten Anwendung von Antithrombotika werden Protonenpumpenhemmer empfohlen, um gastrointestinale Blutungen zu verhindern.	**I**	**A**
Wenn ein einzelnes Medikament zur Thrombozytenaggregationshemmung oder Antikoagulation verwendet wird, sollten Protonenpumpenhemmer erwogen werden, um gastrointestinale Blutungen zu verhindern, wobei das Blutungsrisiko des einzelnen Patienten zu berücksichtigen ist.	**IIa**	**A**
Bei der Anwendung von Clopidogrel werden Omeprazol und Esomeprazol zum Magenschutz nicht empfohlen.	**III**	**B**

4.7 Multifaktorieller Ansatz für das Management von Risikofaktoren bei Diabetes

Ein optimales Management von Risikofaktoren und Lebensstil sowie die frühzeitige Erkennung und Behandlung von Komorbiditäten sind Eckpfeiler der Behandlung von T2DM.

Um eine hohe Adhärenz und eine Optimierung der angestrebten Ziele zu erreichen, ist die Kommunikation zwischen Arzt und Patient von entscheidender Bedeutung und sollte einen personalisierten Ansatz beinhalten, der den Hintergrund und die Ziele erklärt, um das Verständnis zu verbessern und Änderungen des Lebensstils sowie die Adhärenz der Arzneimitteltherapie zu fördern. Abgesehen von der Krankheitsentität, einschließlich der Symptome, hängt die Fähigkeit des Patienten, einen gesunden Lebensstil anzunehmen, von individuellen kognitiven und emotionalen Faktoren, dem Bildungsniveau, sozioökonomischen Faktoren und der psychischen Gesundheit ab. Die wahrgenommene Anfälligkeit für Krankheiten und die erwartete Schwere der Folgen sind ebenfalls wichtige Komponenten der Motivation der Patienten. Patienten können motiviert werden durch Motivationsgespräche, welche die Prinzipien offene Fragen, Affirmation, reflektierendes Zuhören und Zusammenfassen (OARS) und spezifisch, messbar, erreichbar, realistisch, zeitgerecht (SMART) berücksichtigen. Empfohlen werden multidisziplinäre verhaltenstherapeutische Ansätze, die das Wissen und die Fähigkeiten der verschiedenen Behandler kombinieren. Die Ergänzung der Ernährungsempfehlungen durch eine Bewegungsintervention in Kombination mit psychologischer Unterstützung ist wirksamer als die Ernährungsempfehlung allein. Das Erkennen von Depressionen und depressiven Symptomen ist bei Patienten mit CVD und T2DM wichtig, da eine angemessene Behandlung (einer Depression) die Therapietreue verbessert.

Gesundheits-Apps können die Therapietreue sowohl bei der Medikation als auch bei Verhaltensänderungen verbessern; aber hierzu ist weitere Evidenz erforderlich, insbesondere bei Patienten mit CVD und T2DM. Was die Aufklärungsmethode betrifft, so ist die individuelle Aufklärung wirksamer als ein allgemeines Gespräch oder die Internet- und Mobiltelefonaufklärung. Ob eine maßgeschneiderte Textnachricht und ein automatisches SMS-Unterstützungsprogramm die Blutzuckereinstellung bei Erwachsenen mit schlecht eingestelltem Diabetes verbessern kann, ist nicht abschließend geklärt.

Empfehlungen für einen multifaktoriellen Ansatz bei Patienten mit Typ-2-Diabetes mit und ohne Herz-Kreislauf-Erkrankung

Empfehlungen	Klasse	Evidenzgrad
Es wird empfohlen, Risikofaktoren und Komorbiditäten frühzeitig zu erkennen und zu behandeln.	I	A
Es wird ein multifaktorieller Ansatz für das Management von T2DM mit Behandlungszielen empfohlen.	I	B
Empfohlen werden multidisziplinäre verhaltenstherapeutische Ansätze, die das Wissen und die Fähigkeiten verschiedener Behandler kombinieren.	I	C
Um Verhaltensänderungen herbeizuführen, sollten die Grundsätze der motivierenden Gesprächsführung erwogen werden.	IIa	C
Zur Verbesserung des Risikoprofils können telemedizinische Ansätze erwogen werden.	IIb	B

T2DM = Typ-2-Diabetes mellitus.

5. Management der Koronaren Herzkrankheit bei Diabetes

5.1 Chronisches Koronarsyndrom und Diabetes

Die umfassende Behandlung von Patienten mit Diabetes und gesicherter KHK sollte mit einem gesunden Lebensstil und der Reduktion oder Beseitigung modifizierbarer Risikofaktoren wie Adipositas, Bluthochdruck oder Dyslipidämie beginnen. Ziel der Pharmakotherapie sollte es sein, schwere kardiovaskuläre Ereignisse deutlich zu reduzieren. Zielwerte und Pharmakotherapie für Blutzucker, Blutdruck und LDL-C-Spiegel werden in den entsprechenden Abschnitten behandelt.

5.1.1 Revaskularisation

Bei Patienten mit Diabetes sind die Indikationen für eine Myokardrevaskularisation die gleichen wie bei Patienten ohne Diabetes. Die wesentlichen Aspekte sind in den ESC/European Association for Cardio-Thoracic Surgery (EACTS) Guidelines 2018 zur Myokardrevaskularisation und in der ESC-Guideline 2019 zum chronischen Koronarsyndrom aufgeführt. Zusammenfassend lässt sich sagen, dass nach dem derzeitigen Kenntnisstand bei Patienten mit Diabetes und Mehrgefäßerkrankung eine koronare Bypassoperation (CABG) mit arteriellen Bypässen einer komplexen perkutanen Koronarintervention (PCI) vorzuziehen ist, vorausgesetzt, die individuellen Patientencharakteristika (z. B. Gebrechlichkeit, zerebrovaskuläre Erkrankungen) werden berücksichtigt. Eine PCI mit medikamentenfreisetzenden Stents der neueren Generation ist, wann immer möglich, für Patienten mit einer weniger ausgedehnten Erkrankung akzeptabel*. Daher sind das Ausmaß der KHK, die Komplexität der Läsion und das Risiko eines Herz-chirurgischen Eingriffs [1] wichtige Punkte im Entscheidungsprozess. Da die meisten Studien zur Revaskularisation Patienten mit T2DM einschlossen, können die aktuellen Leitlinien nicht ohne weiteres auf Patienten mit Typ-1-Diabetes mellitus (T1DM) angewendet werden. Es wurde mittlerweile nachgewiesen, dass CABG auch bei Patienten mit T1DM und Mehrgefäß-KHK der PCI überlegen ist.

* siehe hierzu die 2024 erscheinenden ESC-Guidelines Chronic Coronary Syndromes.

[1] Aus Sicht der DGK sollte der Patientenwunsch wesentlicher Bestandteil des Entscheidungsprozesses sein.

Empfehlungen zur Revaskularisation bei Patienten mit Diabetes		
Empfehlungen	**Klasse**	**Evidenzgrad**
Es wird empfohlen, bei Patienten mit und ohne Diabetes vergleichbare Revaskularisationstechniken anzuwenden (z. B. der Einsatz von DES, den radialen Zugang für die PCI und die Verwendung der linken inneren Brustwandarterie als Transplantat für die CABG).	**I**	**A**
Eine Myokardrevaskularisation bei CCS wird empfohlen, wenn pectanginöse Beschwerden trotz der Behandlung mit antianginösen Medikamenten fortbestehen oder bei Patienten mit einer dokumentierten ausgedehnten Ischämie (> 10 % LV).	**I**	**A**
Bei Patienten mit STEMI ohne kardiogenen Schock und mit Mehrgefäß-KHK wird eine vollständige Revaskularisation empfohlen.	**I**	**A**
Bei Patienten mit NSTE-ACS ohne kardiogenen Schock und mit Mehrgefäß-KHK sollte eine vollständige Revaskularisation erwogen werden.	**IIa**	**C**
Eine routinemäßige sofortige Revaskularisation von Nicht-Infarktläsionen bei MI-Patienten mit Mehrgefäßerkrankung, die einen kardiogenen Schock aufweisen, wird nicht empfohlen.	**III**	**B**

CABG = Koronarer Bypass; CCS = chronisches Koronarsyndrom; DES = Medikamenten-freisetzender Stent; KHK = Koronare Herzkrankheit; LV = linker Ventrikel; MI = Myokardinfarkt; NSTE-ACS = akute Koronarsyndrome ohne ST-Streckenhebung; PCI = perkutane Koronarintervention; STEMI = ST-Hebungsinfarkt.

5.2 Akutes Koronarsyndrom und Diabetes

Empfehlungen zur Blutzuckerkontrolle bei Patienten mit Diabetes und akutem Koronarsyndrom		
Empfehlungen	**Klasse**	**Evidenzgrad**
Es wird empfohlen, den glykämischen Status bei der Erstuntersuchung aller Patienten mit ACS zu beurteilen.	**I**	**B**
Es wird empfohlen, den Blutzuckerspiegel bei Patienten mit bekanntem Diabetes oder Hyperglykämie (definiert als Glukosespiegel ≥ 11,1 mmol/l oder ≥ 200 mg/dl) regelmäßig zu überwachen.	**I**	**C**
Bei ACS-Patienten mit anhaltender Hyperglykämie sollte eine blutzuckersenkende Therapie erwogen werden, wobei Episoden von Hypoglykämie vermieden werden sollten.	**IIa**	**C**

ACS = akutes Koronarsyndrom.

6. Herzinsuffizienz und Diabetes

6.1 Definition und Pathophysiologie

Bei der Herzinsuffizienz handelt es sich nicht um eine eigenständige Erkrankung, sondern um ein klinisches Syndrom mit aktuellen oder früheren Symptomen und/oder Zeichen einer HF, das durch eine strukturelle und/oder funktionelle kardiale Anomalie verursacht wird. Das Vorliegen erhöhter natriuretischer Peptide und/oder objektive Hinweise auf eine kardiogene pulmonale oder systemische Stauung in der Bildgebung oder invasiven hämodynamischen Messungen erhärtet die Diagnose.

Herzinsuffizienz ist eine der häufigsten Erstmanifestationen von CVD bei Patienten mit T2DM und kann als Herzinsuffizienz mit erhaltener Ejektionsfraktion (HFpEF), Herzinsuffizienz mit mäßiggradig eingeschränkter Ejektionsfraktion (HFmrEF) oder Herzinsuffizienz mit reduzierter Ejektionsfraktion (HFrEF) auftreten (Tabelle 5).

Tabelle 5: Definition der Herzinsuffizienz mit reduzierter Ejektionsfraktion, mäßiggradig eingeschränkter Ejektionsfraktion und erhaltener Ejektionsfraktion

HF-Phänotyp	HFpEF	HFmrEF	HFrEF
Kriterium 1	Symptome und/oder Anzeichen[a]	Symptome und/oder Anzeichen[a]	Symptome und/oder Anzeichen[a]
Kriterium 2	LVEF ≥ 50 %	LVEF 41–49 %	LVEF ≤ 40 %
Kriterium 3	Objektive Hinweise auf strukturelle und/oder funktionelle Herzanomalien, die auf eine diastolische LV-Dysfunktion oder erhöhte Füllungsdrücke hindeuten, einschließlich erhöhter natriuretischer Peptide	Keine	Keine

HFmrEF = Herzinsuffizienz mit mäßiggradig eingeschränkter Ejektionsfraktion; HFpEF = Herzinsuffizienz mit erhaltener Ejektionsfraktion; HFrEF = Herzinsuffizienz mit reduzierter Ejektionsfraktion; LVEF = linksventrikuläre Ejektionsfraktion.

[a] Symptome sind z. B. Atemnot, Knöchelschwellung und Müdigkeit. In einem frühen Stadium oder bei Patienten, die Diuretika erhalten, sind diese Anzeichen möglicherweise nicht vorhanden.

Tabelle 6: Risikofaktoren für die Entwicklung einer Herzinsuffizienz bei Patienten mit Diabetes

Kardiale Risikofaktoren	Ischämische Herzkrankheit Z. n. Myokardinfarkt Bluthochdruck Herzklappenerkrankung Herzrhythmusstörungen
Nicht-kardiale Risikofaktoren	Alter Chronische Nierenerkrankung Erhöhter Body-Mass-Index Länger bestehender Diabetes Rauchen Alkoholabusus

6.2 Epidemiologie und Prognose

Das Vorliegen eines Diabetes ist ein wichtiger Risikofaktor für eine HF. Beobachtungsstudien haben durchweg ein 2- bis 4-fach erhöhtes HF-Risiko bei Personen mit Diabetes im Vergleich zu Personen ohne Diabetes gezeigt. Unabhängig vom Phänotyp der HF ist die kardiovaskuläre Mortalität, einschließlich des Todes aufgrund einer Verschlechterung der HF bei Patienten mit HF und Diabetes um 50–90 % höher im Vergleich zu HF-Patienten ohne Diabetes, unabhängig vom Phänotyp der HF.

6.3 Screening und Diagnose

Patienten mit Diabetes haben ein erhöhtes HF-Risiko, aber nicht alle Patienten mit Diabetes erkranken an HF. Da die Prognose von Patienten mit beiden Komorbiditäten ungünstig ist, ist es von größter Bedeutung, alle Patienten mit Diabetes auf HF zu untersuchen, um eine frühzeitige Umsetzung prognoseverbessernder Therapien zu ermöglichen.

Um den Übergang vom erhöhten HF-Risiko zur manifesten HF zu erkennen, werden bei Patienten mit Diabetes die folgenden Untersuchungen in regelmäßigen Abständen empfohlen (Abbildung 9):

Es wird empfohlen, regelmäßig nach HF-Symptomen (Atemnot, belastungsabhängige Dyspnoe, Orthopnoe, paroxysmale nächtliche Dyspnoe, Nykturie, Abgeschlagenheit, Müdigkeit, verlängerte Erholungszeit nach körperlicher Anstrengung) zu fragen und für die Herzinsuffizienz typische Anzeichen zu erfassen (Gewichtszunahme, periphere Ödeme, erhöhter Jugularvenenpuls, Rasselgeräusche, hepatojugulärer Reflux, dritter Herzton oder nach lateral verschobener apikaler Herzspitzenstoß).

Wenn eines oder mehrere der oben genannten Symptome und/oder Anzeichen vorhanden sind, besteht der Verdacht auf HF, und es werden die folgenden diagnostischen Tests empfohlen:

- Die Messung natriuretischer Peptide wird empfohlen, sofern verfügbar. Werte unterhalb der folgenden Grenzwerte machen die Diagnose HF unwahrscheinlich, und andere Diagnosen sollten in Betracht gezogen werden:
  - Natriuretisches Peptid vom B-Typ (BNP) < 35 pg/ml (Grenzwert bei Vorhofflimmern: < 105 pg/ml)
  - N-terminales (NT)-proBNP < 125 pg/ml (Grenzwert bei Vorhofflimmern: < 365 pg/ml)

- Ein Elektrokardiogramm (EKG) wird empfohlen, um Anomalien wie Vorhofflimmern, Anzeichen einer linksventrikulären (LV) Hypertrophie, Q-Zacken oder einen verbreiterten QRS-Komplex zu erkennen, die alle auf eine HF hindeuten können.
- Die Echokardiographie wird zur Beurteilung der Herzfunktion, einschließlich der LV-Funktion, der Kammergröße, der LV-Hypertrophie, regionaler Wandbewegungsstörungen (die auf eine KHK hindeuten können), der rechtsventrikulären Funktion, des geschätzten pulmonal-arteriellen Drucks, der Herzklappenfunktion und Parametern der diastolischen Dysfunktion empfohlen. Eine transthorakale Echokardiographie kann erwogen werden, um HF bei Patienten mit Diabetes zu erkennen, wenn andere Risikofaktoren vorliegen.
- Eine Röntgen-Thorax-Aufnahme wird empfohlen, um andere Ursachen der Dyspnoe (z. B. Lungenerkrankungen) zu detektieren. Zudem kann sie zusätzliche Hinweise auf eine HF liefern (z. B. Kardiomegalie, Lungenstauung, Pleuraerguss).
- Routinemäßige Blutuntersuchungen werden empfohlen, einschließlich eines vollständigen Blutbildes, Harnstoff, Kreatinin und Elektrolyte, Schilddrüsen- und Leberfunktion, Lipide und Eisenstatus (Ferritin und Transferrinsättigung), um HF von anderen Erkrankungen abzugrenzen, prognostische Informationen zu erhalten und um eine mögliche Therapie zu steuern. Zusätzliche diagnostische Tests sollten erwogen werden, wenn andere spezifische Diagnosen vermutet werden (z. B. Amyloidose).
- Wird die HF bestätigt, werden entsprechend der ESC-Leitlinie 2021 für die Diagnose und Behandlung von akuter und chronischer Herzinsuffizienz zusätzliche diagnostische Tests empfohlen.

Abbildung 9: Diagnosealgorithmus für Herzinsuffizienz bei Patienten mit Diabetes.

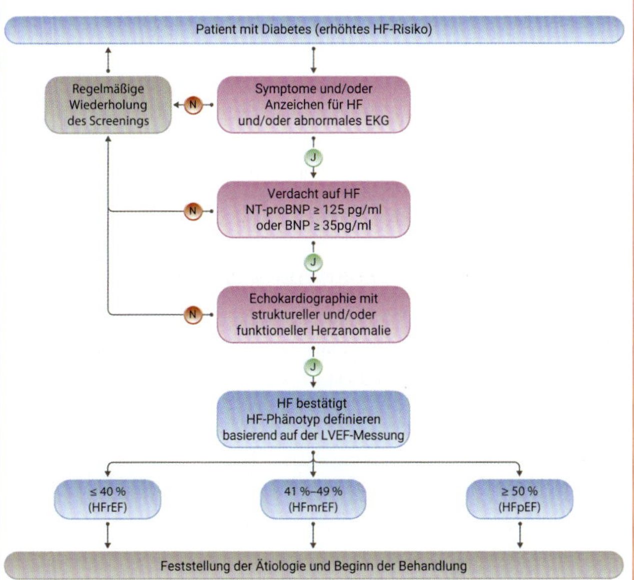

BNP = B-Typ natriuretisches Peptid; EKG = Elektrokardiogramm; HF = Herzinsuffizienz; HFmrEF = Herzinsuffizienz mit mäßiggradig eingeschränkter Ejektionsfraktion; HFpEF = Herzinsuffizienz mit erhaltener Ejektionsfraktion; HFrEF = Herzinsuffizienz mit reduzierter Ejektionsfraktion; J = ja; LVEF = linksventrikuläre Ejektionsfraktion; N = nein; NT-proBNP = N-terminales pro brain natriuretisches Peptid.

Empfehlungen für das Screening und die Diagnose der Herzinsuffizienz bei Patienten mit Diabetes		
Empfehlungen	**Klasse**	**Evidenzgrad**
Screening auf HF		
Bei Verdacht auf HF wird empfohlen, BNP/NT-proBNP zu messen.	I	B
Eine systematische Untersuchung auf HF-Symptome und/oder HF-Anzeichen wird bei allen Patienten mit Diabetes mellitus bei jeder klinischen Vorstellung empfohlen.	I	C
Diagnostische Tests bei allen Patienten mit Verdacht auf HF		
Ein 12-Kanal-EKG wird empfohlen.	I	C
Eine transthorakale Echokardiographie wird empfohlen.	I	C
Eine Röntgen-Thorax-Aufnahme wird empfohlen.	I	C
Es werden routinemäßige Blutuntersuchungen auf Komorbiditäten empfohlen, darunter ein vollständiges Blutbild, Harnstoff, Kreatinin und Elektrolyte, Schilddrüsenfunktion, Lipide und Eisenstatus (Ferritin und TSAT).	I	C

BNP = B-Typ natriuretisches Peptid; EKG = Elektrokardiogramm; HF = Herzinsuffizienz; NT-proBNP = N-terminales pro brain natriuretisches Peptid; TSAT = Transferrin-Sättigung.

6.4 Behandlung der Herzinsuffizienz bei Patienten mit Diabetes

6.4.1 Behandlung der Herzinsuffizienz mit reduzierter Ejektionsfraktion

Die Behandlung von HFrEF umfasst therapeutische Änderungen des Lebensstils sowie pharmakologische und apparative Therapien, deren Nutzen in randomisierten kontrollierten Studien (RCT) bestätigt wurde, in denen 30–40 % der Patienten einen Diabetes hatten. Die medikamentösen und apparativen Behandlungseffekte bei HFrEF unterscheiden sich grundsätzlich nicht zwischen Patienten mit und ohne Diabetes. Wichtig ist, dass die Verringerung des relativen Risikos bei Patienten mit und ohne Diabetes durchweg vergleichbar ausfällt. Angesichts des höheren absoluten klinischen HFrEF-Risikos bei Patienten mit Diabetes ist die absolute Risikoreduktion in der Regel höher. Dies führt zu einer geringeren Anzahl von Patienten mit Diabetes, die behandelt werden müssen, um einen klinischen Nutzen zu erzielen.

Der Eckpfeiler der Behandlung der HFrEF ist die Pharmakotherapie in Verbindung mit Lebensstilmaßnahmen, die durchgeführt werden sollten, bevor eine apparative Therapie erwogen wird.

Die jüngsten ESC-Leitlinien 2021 für die Diagnose und Behandlung der akuten und chronischen Herzinsuffizienz empfehlen den Beginn einer Vierfachtherapie (Angiotensin-Rezeptor-Neprilysin-Hemmer (ARNI) oder Angiotensin-Converting-Enzym-Hemmer (ACE-I), Mineralokortikoidrezeptor-Antagonist (MRA), Betablocker, SGLT2-Hemmer). Mit diesen vier grundlegenden Behandlungen sollte frühzeitig begonnen werden, da ein Großteil der Vorteile innerhalb von 30 Tagen nach Behandlungsbeginn zu beobachten ist und die Hinzunahme neuer Medikamente einen größeren Nutzen bringt als die Hochdosierung bestehender Medikamentenklassen.

Empfehlungen für die Behandlung der Herzinsuffizienz bei Patienten mit Herzinsuffizienz mit reduzierter Ejektionsfraktion und Diabetes

Empfehlungen	Klasse	Evidenzgrad
Empfehlungen für die pharmakologische Behandlung von Patienten mit HFrEF (NYHA-Klasse II–IV) und Diabetes		
SGLT2-Hemmer (Dapagliflozin, Empagliflozin oder Sotagliflozin[a]) werden bei allen Patienten mit HFrEF und T2DM empfohlen, um das Risiko für HF-Hospitalisierung und CV-Tod zu senken.	I	A
Sacubitril/Valsartan oder ein ACE-I wird bei allen Patienten mit HFrEF und Diabetes empfohlen, um das Risiko für HF-Hospitalisierung und Tod zu senken.	I	A
Betablocker[b] werden bei Patienten mit HFrEF und Diabetes empfohlen, um das Risiko für HF-Hospitalisierung und Tod zu senken.	I	A
MRA[c] werden bei Patienten mit HFrEF und Diabetes empfohlen, um das Risiko für HF-Hospitalisierung und Tod zu senken.	I	A

Empfehlungen für die Behandlung der Herzinsuffizienz bei Patienten mit Herzinsuffizienz mit reduzierter Ejektionsfraktion und Diabetes (Fortsetzung)		
Empfehlungen	**Klasse**	**Evidenzgrad**
Empfehlungen für die pharmakologische Behandlung von Patienten mit HFrEF (NYHA-Klasse II–IV) und Diabetes (Fortsetzung)		
Eine intensive Strategie der frühzeitigen Einleitung einer evidenzbasierten Behandlung (SGLT2-Hemmer, ARNI/ACE-I, Betablocker und MRA), die vor Entlassung startet, mit rascher Hochdosierung auf die in Studien definierten Zieldosen, und häufigen Nachuntersuchungen in den ersten 6 Wochen nach einem HF-bedingten Krankenhausaufenthalt wird empfohlen, um erneute Hospitalisierung oder Sterblichkeit zu verringern.	I	B
Empfehlungen für andere Behandlungen bei ausgewählten Patienten mit HFrEF (NYHA-Klasse II–IV) und Diabetes		
Eine Devicetherapie mit einem ICD, CRT-P oder CRT-D wird bei Patienten mit Diabetes ebenso empfohlen wie bei allen Patienten mit HFrEF.	I	A
ARB werden bei symptomatischen Patienten mit HFrEF und Diabetes, die Sacubitril/Valsartan oder ACE-I nicht vertragen, empfohlen, um das Risiko für HF-Hospitalisierung und kardiovaskulären Tod zu senken.	I	A
Diuretika werden bei Patienten mit HFrEF und Diabetes mit Anzeichen und/oder Symptomen einer Flüssigkeitsretention empfohlen, um Symptome und körperliche Leistungsfähigkeit zu verbessern und HF-Hospitalisierungen zu verringern.	I	C
Ivabradin sollte erwogen werden, um das Risiko einer HF-Hospitalisierung und eines kardiovaskulären Todes bei Patienten mit HFrEF und Diabetes im Sinusrhythmus mit einer Ruheherzfrequenz von ≥ 70 Schlägen pro Minute zu senken, die trotz einer Behandlung mit Betablockern (maximal verträgliche Dosis), ACE-I/ARB und MRA symptomatisch bleiben.	IIa	B

Empfehlungen für die Behandlung der Herzinsuffizienz bei Patienten mit Herzinsuffizienz mit reduzierter Ejektionsfraktion und Diabetes (Fortsetzung)		
Empfehlungen	**Klasse**	**Evidenzgrad**
Empfehlungen für andere Behandlungen bei ausgewählten Patienten mit HFrEF (NYHA-Klasse II–IV) und Diabetes (Fortsetzung)		
Hydralazin und Isosorbiddinitrat sollten erwogen werden bei Afro-Amerikanern mit Diabetes und einer LVEF ≤ 35 % oder mit einer LVEF < 45 % in Kombination mit einer LV-Dilatation in den NYHA-Klassen III–IV trotz einer Behandlung mit einem ACE-I (oder ARNI), einem Betablocker und einer MRA, um das Risiko für HF-Hospitalisierung und Tod zu senken.	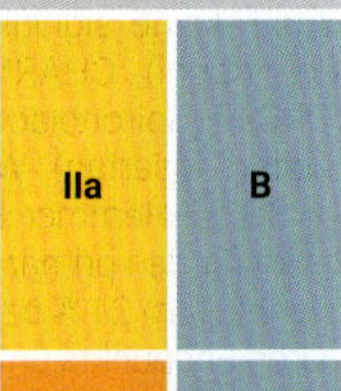 **IIa**	**B**
Digoxin kann bei Patienten mit symptomatischer HFrEF im Sinusrhythmus trotz Behandlung mit Sacubitril/Valsartan oder einem ACE-I, einem Betablocker und einem MRA erwogen werden, um das Risiko für Hospitalisierungen zu senken.	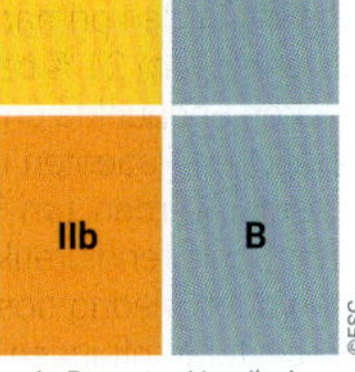 **IIb**	**B**

ACE-I = ACE-Hemmer; ARB = Angiotensin-Rezeptorblocker; ARNI = Angiotensin-Rezeptor-Neprilysin-Inhibitor; CRT-D = kardiale Resynchronisationstherapie mit implantierbarem Defibrillator; CRT-P = kardiale Resynchronisationstherapie mit Schrittmacher; HF = Herzinsuffizienz; HFrEF = Herzinsuffizienz mit reduzierter Ejektionsfraktion; ICD = implantierbarer Kardioverter-Defibrillator; LVEF = linksventrikuläre Ejektionsfraktion; MRA = Mineralokortikoidrezeptor-Antagonist; NYHA = New York Heart Association; SGLT2 = Natrium-abhängiger Glucose-Co-Transporter-2; T2DM = Typ-2-Diabetes mellitus.

[a] Sotagliflozin ist ein dualer SGLT2/1-Hemmer.

[b] Metoprololsuccinat mit verzögerter Wirkstofffreisetzung, Carvedilol, Bisoprolol und Nebivolol.

[c] Spironolacton oder Eplerenon.

6.4.2 Behandlung der Herzinsuffizienz mit mäßiggradig eingeschränkter Ejektionsfraktion

Wie bei anderen Formen der HF sollten Diuretika zur Verminderung der Kongestion eingesetzt werden. Ergebnisse retrospektiver Analysen von RCT bei Patienten mit HFmrEF oder HFpEF deuten darauf hin, dass Patienten mit einer linksventrikulären Ejektionsfraktion (LVEF) zwischen 40–50 % von ähnlichen Therapien profitieren wie Patienten mit einer LVEF ≤ 40 %. Bislang gibt es jedoch keinen endgültigen RCT, in dem Therapien ausschließlich bei Patienten mit HFmrEF untersucht wurden. Die beste Evidenz stammt bisher aus Studien mit SGLT2-Hemmern. Eine Metaanalyse mit 12.251 Teilnehmern aus DELIVER und EMPEROR-Preserved zeigte, dass SGLT2-Hemmer im Vergleich zu Placebo das Risiko für CV-Tod oder erste HF-Hospitalisierung verringern (Hazard Ratio (HR) 0,80; 95 % Konfidenzintervall (KI) 0,73–0,87), wobei beide Endpunkte konsistent reduziert wurden: CV-Tod (HR 0,88; 95 % KI 0,77–1,00) und HF-Hospitalisierung (HR 0,74; 95 % KI 0,67–0,83).

6.4.3 Behandlung der Herzinsuffizienz mit erhaltener Ejektionsfraktion

In den letzten zehn Jahren zeigten mehrere große RCT bei Patienten mit HFpEF keine signifikante Reduktion des primären Endpunktes: PEP-CHF (Perindopril), CHARM-Preserved (Candesartan), I-PRESERVE (Irbesartan), TOPCAT (Spironolacton), DIG Ancillary Trial (Digoxin) und PARAGON-HF (Sacubitril/Valsartan). Wie im Abschnitt über HFmrEF dargestellt, verringerten die SGLT2-Hemmer Empagliflozin und Dapagliflozin signifikant das relative Risiko für den primären kombinierten Endpunkt aus CV-Tod oder HF-Hospitalisierung, um 21 % bzw. 18 %. Der Behandlungseffekt auf die Inzidenz des primären Endpunkts unterschied sich weder zwischen LVEF-Untergruppen noch zwischen Patienten mit und ohne Diabetes. Eine Diuretikatherapie sollte eingesetzt werden, um Symptome der Kongestion zu verringern. Bevorzugt werden Schleifendiuretika, aber zur Behandlung der arteriellen Hypertonie können auch niedrig dosierte Thiaziddiuretika sinnvoll sein. Zur Behandlung von Begleiterkrankungen bei HFpEF verweisen wir auf die ESC-Leitlinien 2021 für die Diagnose und Behandlung der akuten und chronischen Herzinsuffizienz.

Empfehlungen für die Behandlung der Herzinsuffizienz bei Patienten mit Diabetes und einer linksventrikulären Ejektionsfraktion von > 40 %

Empfehlungen	Klasse	Evidenzgrad
Empagliflozin oder Dapagliflozin werden bei Patienten mit T2DM und LVEF > 40 % (HFmrEF und HFpEF) empfohlen, um das Risiko für HF-Hospitalisierung oder CV-Tod zu reduzieren.	I	A
Diuretika werden bei Patienten mit HFpEF oder HFmrEF und Diabetes mit Anzeichen und/oder Symptomen einer Flüssigkeitsretention empfohlen, um Symptome und die körperliche Leistungsfähigkeit zu verbessern und HF-Hospitalisierungen zu verhindern.	I	C

HF = Herzinsuffizienz; HFmrEF = Herzinsuffizienz mit mäßiggradig eingeschränkter Ejektionsfraktion; HFpEF = Herzinsuffizienz mit erhaltener Ejektionsfraktion; LVEF = linksventrikuläre Ejektionsfraktion; T2DM = Typ-2-Diabetes mellitus.

6.5 Sicherheitsprofil blutzuckersenkender Medikamente bei Patienten mit Herzinsuffizienz und Diabetes

Empfehlungen für blutzuckersenkende Medikamente bei Patienten mit Typ-2-Diabetes mit und ohne Herzinsuffizienz

Empfehlungen	Klasse	Evidenz-grad
Empfehlungen für blutzuckersenkende Medikamente zur Reduzierung von HF-Hospitalisierungen bei Patienten mit T2DM mit oder ohne bestehende HF		
SGLT2-Hemmer (Empagliflozin, Canagliflozin, Dapagliflozin, Ertugliflozin oder Sotagliflozin[a]) werden bei Patienten mit T2DM mit mehreren ASCVD-Risikofaktoren oder gesicherter ASCVD empfohlen, um das Risiko für HF-Hospitalisierungen zu senken.	I	A
SGLT2-Hemmer (Dapagliflozin, Empagliflozin oder Sotagliflozin[a]) werden bei allen Patienten mit HFrEF und T2DM empfohlen, um das Risiko für HF-Hospitalisierung und CV-Tod zu senken.	I	A
Empagliflozin oder Dapagliflozin werden bei Patienten mit T2DM und LVEF > 40 % (HFmrEF und HFpEF) empfohlen, um das Risiko für HF-Hospitalisierung oder CV-Tod zu senken.	I	A
Empfehlungen für zusätzliche blutzuckersenkende Medikamente mit nachgewiesener Sicherheit bzgl. HF-Hospitalisierungen bei Patienten mit T2DM, wenn eine zusätzliche Blutzuckerkontrolle erforderlich ist		
GLP-1RA (Lixisenatid, Liraglutid, Semaglutid, Exenatid ER, Dulaglutid, Efpeglenatid) haben einen neutralen Effekt auf das Risiko einer HF-Hospitalisierung und sollten zur blutzuckersenkenden Behandlung bei Patienten mit T2DM mit HF-Risiko oder mit HF erwogen werden.	IIa	A
DPP-4-Hemmer (Sitagliptin und Linagliptin) haben einen neutralen Effekt auf das Risiko einer HF-Hospitalisierung und sollten zur blutzuckersenkenden Behandlung bei Patienten mit T2DM mit HF-Risiko oder mit HF erwogen werden.	IIa	A

Empfehlungen für blutzuckersenkende Medikamente bei Patienten mit Typ-2-Diabetes mit und ohne Herzinsuffizienz (Fortsetzung)		
Empfehlungen	**Klasse**	**Evidenzgrad**
Empfehlungen für zusätzliche blutzuckersenkende Medikamente mit nachgewiesener Sicherheit bzgl. HF-Hospitalisierungen bei Patienten mit T2DM, wenn eine zusätzliche Blutzuckerkontrolle erforderlich ist (Fortsetzung)		
Basalinsuline (Glargin und Degludec) haben einen neutralen Effekt auf das Risiko einer HF-Hospitalisierung und sollten zur blutzuckersenkenden Behandlung bei Patienten mit T2DM mit HF-Risiko oder mit HF erwogen werden.	**IIa**	**B**
Metformin sollte zur blutzuckersenkenden Behandlung bei Patienten mit T2DM und HF[b] erwogen werden.	**IIa**	**B**
Empfehlungen für blutzuckersenkende Medikamente mit erhöhtem Risiko einer HF-Hospitalisierung bei Patienten mit T2DM		
Pioglitazon ist mit einem erhöhten Risiko für das Auftreten von HF bei Patienten mit Diabetes assoziiert und wird zur blutzuckersenkenden Behandlung bei Patienten mit einem erhöhten Risiko für HF (oder mit bestehender HF) nicht empfohlen.	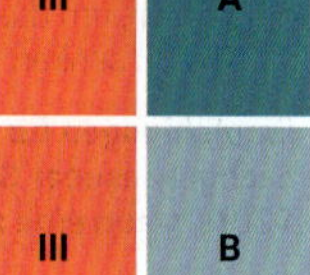 **III**	**A**
Der DPP-4-Hemmer Saxagliptin ist bei Patienten mit Diabetes mit einem erhöhten Risiko für HF-Hospitalisationen assoziiert und wird zur blutzuckersenkenden Behandlung bei Patienten mit einem erhöhten Risiko für HF (oder mit bestehender HF) nicht empfohlen.	**III**	**B**

Empfehlungen für blutzuckersenkende Medikamente bei Patienten mit Typ-2-Diabetes mit und ohne Herzinsuffizienz (Fortsetzung)		
Empfehlungen	**Klasse**	**Evidenzgrad**
Empfehlung zur besonderen Berücksichtigung		
Es wird empfohlen, die blutzuckersenkende Medikation von Wirkstoffen ohne nachgewiesenen kardiovaskulären Nutzen oder ohne nachgewiesene Sicherheit umzustellen auf Wirkstoffe mit nachgewiesenem kardiovaskulärem Nutzen[c].	I	C

ASCVD = atherosklerotische Herz-Kreislauf-Erkrankung; CV = kardiovaskulär; DPP-4 = Dipeptidylpeptidase-4; ER = verlängerte Freisetzung; GLP-1RA = GLP-1-Rezeptoragonisten; HF = Herzinsuffizienz; HFmrEF = Herzinsuffizienz mit mäßiggradig eingeschränkter Ejektionsfraktion; HFpEF = Herzinsuffizienz mit erhaltener Ejektionsfraktion; HFrEF = Herzinsuffizienz mit reduzierter Ejektionsfraktion; LVEF = linksventrikuläre Ejektionsfraktion; s.c. = subkutan; SGLT2 = Natrium-abhängiger Glucose-Co-Transporter-2; T2DM = Typ-2-Diabetes mellitus.

[a] Sotagliflozin ist ein dualer SGLT2/1-Hemmer.

[b] Chronische und stabile HF.

[c] Medikamente mit nachgewiesenem Nutzen: SGLT2-Hemmer: Empagliflozin, Canagliflozin, Dapagliflozin, Sotagliflozin; GLP-1RA: Liraglutid, Semaglutid s.c., Dulaglutid, Efpeglenatid. In der VERTIS CV-Studie reduzierte Ertugliflozin weder den primären Endpunkt (3-MACE) noch den wichtigsten kombinierten sekundären Endpunkt (CV-Tod oder HF-Hospitalisierung), verringerte jedoch die HF-Hospitalisierung als weiteren sekundären explorativen Endpunkt.

Abbildung 10: Behandlung mit blutzuckersenkenden Wirkstoffen bei Patienten mit Herzinsuffizienz und Diabetes mellitus Typ 2.

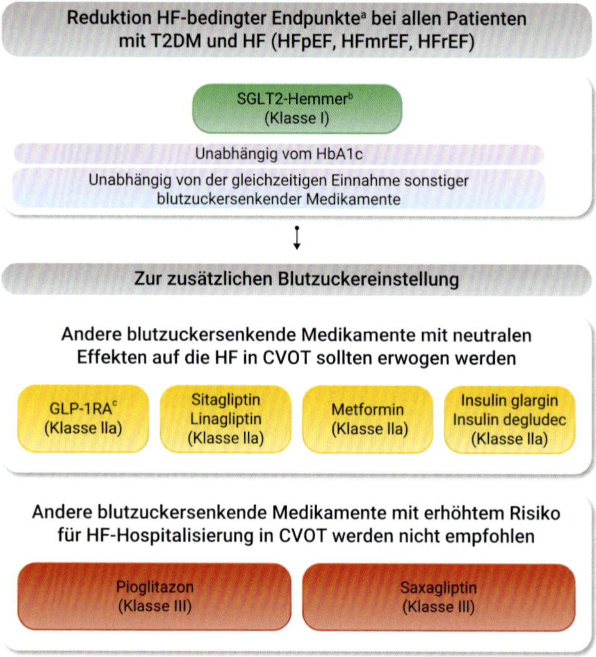

Reduktion HF-bedingter Endpunkte[a] bei allen Patienten mit T2DM und HF (HFpEF, HFmrEF, HFrEF)

SGLT2-Hemmer[b] (Klasse I)

Unabhängig vom HbA1c

Unabhängig von der gleichzeitigen Einnahme sonstiger blutzuckersenkender Medikamente

↓

Zur zusätzlichen Blutzuckereinstellung

Andere blutzuckersenkende Medikamente mit neutralen Effekten auf die HF in CVOT sollten erwogen werden

GLP-1RA[c] (Klasse IIa)	Sitagliptin Linagliptin (Klasse IIa)	Metformin (Klasse IIa)	Insulin glargin Insulin degludec (Klasse IIa)

Andere blutzuckersenkende Medikamente mit erhöhtem Risiko für HF-Hospitalisierung in CVOT werden nicht empfohlen

Pioglitazon (Klasse III)	Saxagliptin (Klasse III)

CVOT = kardiovaskuläre Endpunktstudie; DPP-4 = Dipeptidylpeptidase-4; GLP-1RA = GLP-1-Rezeptoragonisten; HbA1c = glykiertes Hämoglobin; HF = Herzinsuffizienz; HFmrEF = Herzinsuffizienz mit mäßiggradig eingeschränkter Ejektionsfraktion; HFpEF = Herzinsuffizienz mit erhaltener Ejektionsfraktion; HFrEF = Herzinsuffizienz mit reduzierter Ejektionsfraktion; SGLT2 = Natrium-abhängiger Glucose-Co-Transporter-2; T2DM = Typ-2-Diabetes mellitus.

[a] Herzinsuffizienz-Hospitalisierung oder CV-Tod.

[b] Empagliflozin, Dapagliflozin oder Sotaglifozin bei Patienten mit HFrEF, Empagliflozin oder Dapagliflozin bei Patienten mit HFpEF und HFmrEF.

[c] Vorzugsweise bei Patienten mit atherosklerotischen Herz-Kreislauf-Erkrankungen und wenn eine Gewichtsreduktion erforderlich ist; nicht mit DPP-4-Hemmern kombinieren.

7. Herzrhythmusstörungen: Vorhofflimmern, ventrikuläre Herzrhythmusstörungen, plötzlicher Herztod und Diabetes

Diabetes kann das Risiko für Herzrhythmusstörungen durch mehrere Faktoren erhöhen, wie: assoziierte kardiovaskuläre Risikofaktoren (z. B. Bluthochdruck), kardiovaskuläre Erkrankungen (d. h. KHK, früherer Herzinfarkt, HF oder Schlaganfall) und diabetesassoziierte Faktoren wie die Glukoseeinstellung oder diabetische Neuropathie. Das Risiko für Herzrhythmusstörungen oder plötzlichen Herztod (SCD) bei Patienten mit Diabetes hängt meist mit dem Vorhandensein und der Schwere der zugrunde liegenden Herz-Kreislauf-Erkrankungen zusammen; aber diabetesbedingte Faktoren können Herzrhythmusstörungen auch unabhängig von Herz-Kreislauf-Erkrankungen auslösen.

7.1 Vorhofflimmern und Diabetes

Diabetes und Vorhofflimmern treten häufig gemeinsam auf, und wenn dies der Fall ist, besteht unabhängig vom Diabetestyp ein wesentlich höheres Risiko für Tod, Tod durch Herz-Kreislauf-Erkrankungen, Schlaganfall, Nierenerkrankungen und HF. Risikofaktoren, die häufig mit Diabetes und Vorhofflimmern assoziiert sind (und sich nicht vollständig voneinander trennen lassen, z. B. Bluthochdruck und Adipositas), verschlechtern wahrscheinlich ebenfalls die Prognose. In mehreren Beobachtungsstudien war die altersbereinigte Assoziation von Diabetes mit dem Auftreten von Vorhofflimmern nach mehrfacher Anpassung für Bluthochdruck, kardiovaskuläre Komorbiditäten, Body-Mass-Index oder Adipositas nicht mehr signifikant, was darauf hindeutet, dass sich Strategien zur Vorbeugung von Vorhofflimmern bei Patienten mit Diabetes auf die Kontrolle von diabetesassoziierten Komorbiditäten (insbesondere Gewicht, Schlafapnoe und Blutdruck) konzentrieren sollten.

Die Detektion von Vorhofflimmern bei Patienten mit Diabetes hat klinische Konsequenzen, da das Schlaganfallrisiko bei diesen Patienten deutlich höher ist. Wenn keine anderen Begleiterkrankungen vorliegen, kann das jährliche Schlaganfallrisiko bei isoliertem Diabetes auf 2,2 % pro Jahr geschätzt werden. Da asymptomatisches (stummes) Vorhofflimmern nicht selten ist, sollten Patienten mit Diabetes durch Messung des Pulses oder durch ein EKG auf Vorhofflimmern hin untersucht werden.

Abbildung 11: Screening auf Vorhofflimmern bei Patienten mit Diabetes.

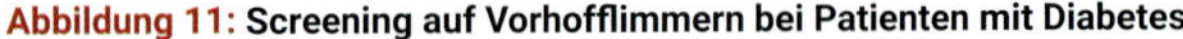

Screening und Behandlung von Vorhofflimmern bei Patienten mit Diabetes durch medizinisches Fachpersonal

Asymptomatischer Patient

Symptomatischer Patient z. B. Palpitationen, Dyspnoe

Opportunistisches Screening (z. B. Pulsmessung, EKG) (Klasse I)

Jährliches opportu-nistisches Screening

Ergebnisse des Screenings

Positiv

Verdacht auf Vorhofflimmern

Negativ

12-Kanal-EKG

Positiv

EKG-Ergebnisse

Negativ

Kein definitives Vorhofflimmern, aber Symptome oder hohes Risiko für Vorhofflimmern oder hohes Risiko für einen ischämischen Schlaganfall (CHA_2DS_2-VASc-Score > 1 bei Männern oder > 2 bei Frauen mit Diabetes)

Systematisches Screening: wiederholtes Oberflächen-EKG, Holter-EKG, patientenaktiviertes oder tragbares Gerät

Positiv

Ergebnisse des systematischen Screenings

Negativ

Kein Vorhofflimmern

Vorhofflimmern bestätigt

Wiederholtes Screening in Betracht ziehen

Beginn der Behandlung mit OAK (NOAK gegenüber VKA bevorzugt) gemäß CHA_2DS_2-VASc-Score

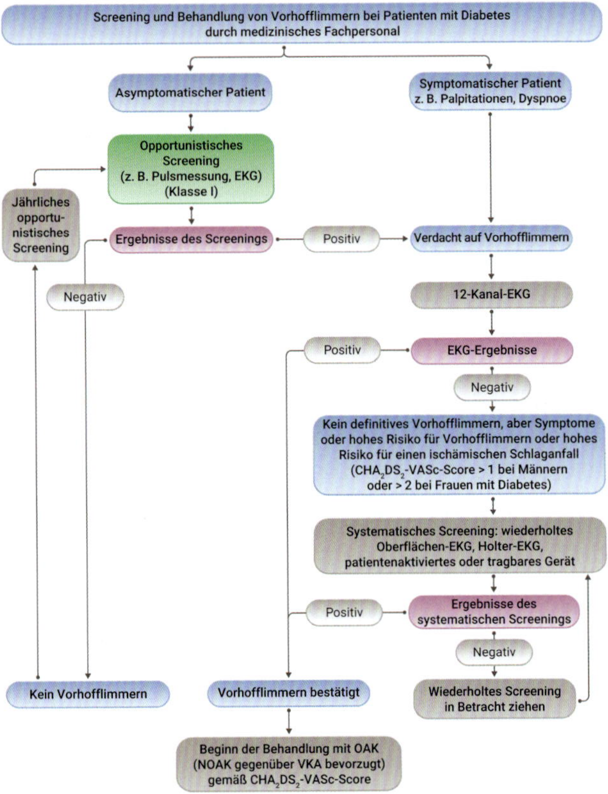

AF = Vorhofflimmern; CHA_2DS_2-VASc = Score wird folgendermaßen berechnet: Herzinsuffizienz (1 Punkt), Hypertonie (1 Punkt), Alter ≥ 75 Jahre (2 Punkte), Diabetes mellitus (1 Punkt), Schlaganfall oder transitorische ischämische Attacke (2 Punkte), Gefäßerkrankung (1 Punkt), Alter 65–74 Jahre (1 Punkt), weibliches Geschlecht (1 Punkt); EKG = Elektrokardiogramm; NOAK = nicht-VKA-abhängige orale Antikoagulanzien; OAK = orale Antikoagulanzien; VKA = Vitamin-K-Antagonist.

Empfehlungen für Vorhofflimmern bei Patienten mit Diabetes		
Empfehlungen	**Klasse**	**Evidenzgrad**
Screening		
Ein opportunistisches Screening auf Vorhofflimmern durch Pulsmessung oder EKG wird bei Patienten ≥ 65 Jahren empfohlen.	I	B
Ein opportunistisches Screening auf Vorhofflimmern durch Pulsmessung oder EKG wird bei Patienten mit Diabetes < 65 Jahren empfohlen (insbesondere, wenn andere Risikofaktoren vorliegen), da Patienten mit Diabetes in jüngeren Jahren häufiger Vorhofflimmern aufweisen.	I	C
Ein systematisches EKG-Screening sollte erwogen werden, um Vorhofflimmern bei Patienten im Alter von ≥ 75 Jahren oder bei Patienten mit hohem Schlaganfallrisiko zu erkennen.	IIa	B
Gerinnungshemmung		
Die orale Antikoagulation wird zur Prävention von Schlaganfällen bei Patienten mit Vorhofflimmern und Diabetes und mindestens einem zusätzlichen (CHA_2DS_2-VASc) Risikofaktor für Schlaganfälle empfohlen.	I	A
Zur Prävention von Schlaganfällen bei Vorhofflimmern wird empfohlen, NOAK gegenüber VKA zu bevorzugen, mit Ausnahme von Patienten mit mechanischen Klappenprothesen oder mittelschwerer bis schwerer Mitralstenose.	I	A
Eine orale Antikoagulation sollte zur Schlaganfallprävention bei Patienten mit Vorhofflimmern und Diabetes, aber keinem anderen CHA_2DS_2-VASc-Risikofaktor für Schlaganfall erwogen werden. Dies gilt auch für Patienten mit T1DM oder T2DM < 65 Jahre.	IIa	B

Empfehlungen für Vorhofflimmern bei Patienten mit Diabetes (Fortsetzung)		
Empfehlungen	**Klasse**	**Evidenzgrad**
Gerinnungshemmung (Fortsetzung)		
Die Verwendung eines formalen, strukturierten Blutungsrisikoscores (HAS-BLED-Score) sollte erwogen werden, um modifizierbare und nicht modifizierbare Risikofaktoren für Blutungen bei Patienten mit Diabetes und Vorhofflimmern zu ermitteln und die Patienten zu identifizieren, die eine engmaschigere Überwachung benötigen.	**IIa**	**B**

CHA_2DS_2-VASc = Score wird folgendermaßen berechnet: Herzinsuffizienz (1 Punkt), Hypertonie (1 Punkt), Alter ≥ 75 Jahre (2 Punkte), Diabetes mellitus (1 Punkt), Schlaganfall oder transitorische ischämische Attacke (2 Punkte), Gefäßerkrankung (1 Punkt), Alter 65–74 Jahre (1 Punkt), weibliches Geschlecht (1 Punkt); EKG = Elektrokardiogramm; HAS-BLED = Hypertonie, abnorme Nieren-/Leberfunktion, Schlaganfall, Blutungsanamnese oder -neigung, labile internationale normalisierte Ratio, Alter > 65 Jahre, begleitend Medikamente/Alkohol; NOAK = nicht-VKA-abhängige orale Antikoagulanzien; T1DM = Typ-1-Diabetes mellitus; T2DM = Typ-2-Diabetes mellitus; VKA = Vitamin-K-Antagonist.

7.2 Ventrikuläre Herzrhythmusstörungen und Risiko für plötzlichen Herztod bei Diabetes

Im Vergleich zur Allgemeinbevölkerung haben Patienten mit Diabetes ein erhöhtes Risiko sowohl für SCD als auch für nicht-plötzlichen Herztod.

Bei der Verwendung von Antiarrhythmika sollten die allgemeinen Grundsätze und Vorsichtsmaßnahmen im Zusammenhang mit der pharmakologischen Behandlung von Herzrhythmusstörungen beachtet werden. Im Vergleich zu Patienten ohne Diabetes ist die Behandlung mit einem implantierbaren Kardioverter-Defibrillator bei Diabetes mit einer erhöhten Sterblichkeit verbunden.

8. Chronische Nierenerkrankung und Diabetes

8.1 Definition von chronischer Nierenerkrankung, Stadieneinteilung und Screening

Die chronische Nierenerkrankung hat einen großen Einfluss auf die weltweite Morbidität und Mortalität. CKD ist definiert als Anomalie der Nierenstruktur oder -funktion, die seit mehr als 3 Monaten besteht und Auswirkungen auf die Gesundheit hat. Sie wird in erster Linie nach den Kategorien glomeruläre Filtrationsrate und Albuminurie eingeteilt. Die CKD Epidemiology Collaboration (CKD-EPI) hat genaue eGFR-Gleichungen auf der Grundlage von Kreatinin- ± Cystatin C-Messungen entwickelt. Bei einer eGFR von ≥ 60 ml/min/1,73 m^2 besteht keine CKD, es sei denn, es liegt eine Albuminurie oder ein anderer Hinweis auf eine Nierenerkrankung vor (Tabelle 7). Eine anhaltende Abnahme der eGFR auf < 60 ml/min/1,73 m^2 (d. h. Stadien G3–5) ist jedoch ausreichend, um eine CKD zu bestätigen. Dieses Niveau der eGFR ist mit einem erhöhten Risiko für das Fortschreiten der CKD und der CVD verbunden.

Die Albuminurie ist ein früher Marker für Nephropathie und sagt sowohl das Risiko für Nierenversagen als auch für CVD unabhängig von der eGFR voraus. Die durch Diabetes verursachte Nephropathie ist weltweit eine der häufigsten Ursachen für CKD. Es wird empfohlen, Patienten mit Diabetes mindestens einmal jährlich auf CKD zu untersuchen. Die Messung der UACR aus einer Spontanurinprobe ist eine effiziente Methode zur Identifizierung und Quantifizierung der Albuminurie.

Tabelle 7: KDIGO-Einstufung nach Kategorien der glomerulären Filtrationsrate und des Albumin-Kreatinin-Quotienten im Urin mit Farbkarte für das Risiko des Beginns einer Nierenersatztherapie.

	Stadium der Albuminurie		
eGFR-Stufe (ml/min/1,73m²)	**A1 < 3 mg/mmol (< 30 mg/g)**	**A2 3–30 mg/mmol (30–300 mg/g)**	**A3 > 30 mg/mmol (> 300 mg/g)**
G1 (≥ 90)			
G2 (60–89)			
G3a (45–59)			
G3b (30–44)			
G4 (15–29)			
G5 (< 15)			

CKD = chronische Nierenerkrankung; eGFR = geschätzte glomeruläre Filtrationsrate; KDIGO = Kidney Disease: Improving Global Outcomes.

Beachten Sie, dass bei dieser Einstufung ein Verhältnis von 1:10 verwendet wird, um den Albumin zu Kreatinin-Quotienten im Urin von mg/mmol in mg/g umzurechnen, das genaue Verhältnis ist jedoch 1:8,84.

Grün steht für ein niedriges Risiko (und bedeutet keine CKD, wenn es keine strukturellen oder histologischen Anzeichen für eine Nierenerkrankung gibt). Im Verhältnis zum niedrigen Risiko (schätzungsweise 0,04/1000 Patientenjahre) bedeutet gelb ein mäßig erhöhtes Risiko (mindestens ~5×), orange ein hohes Risiko (mindestens ~20×) und rot ein sehr hohes Risiko (mindestens ~150×). Das Risiko für einen kardiovaskulären Tod entspricht in etwa dem gleichen Muster. Die Tabelle wurde aus der KDIGO 2012 Clinical Practice Guideline for the Evaluation and Management of Chronic Kidney Disease übernommen. Nachdruck mit Genehmigung von Elsevier.

8.2 Management des Risikos von Herz-Kreislauf-Erkrankungen und von Nierenversagen bei Patienten mit chronischer Nierenerkrankung und Diabetes mellitus

Das CVD-Risiko steigt mit sinkender eGFR progressiv an, und bei Patienten mit fortgeschrittener CKD sind strukturelle Anomalien des Herzens, HF und plötzlicher Tod besondere Merkmale. Mit der CKD geht auch ein erhöhtes KHK-Risiko einher, oft mit Kalzifizierung atherosklerotischer Plaques.

Das Management des CVD-Risikos bei Patienten mit CKD und Diabetes muss daher mehrere Maßnahmen und sowohl traditionelle als auch CKD-spezifische Risikofaktoren berücksichtigen. Allen Patienten mit Diabetes und CKD sollte eine Standardberatung zu Raucherentwöhnung, Ernährung und Bewegung angeboten werden.

Mehrere pharmakologische Strategien haben sich als geeignet erwiesen, das Risiko von Herz-Kreislauf-Erkrankungen oder Nierenversagen bei Patienten mit T2DM und CKD zu verringern (Abbildung 12). Es gibt immer mehr Belege dafür, dass mit diesen Maßnahmen frühzeitig begonnen werden sollte, um Endorganschäden bei Risikopatienten zu verhindern.

8.2.1 Statin-basierte Therapie

Eine Statin-basierte Therapie verringert das Risiko schwerer atherosklerotischer Ereignisse bei Patienten mit CKD. Die in Meta-Analysen zusammengefassten Studien zur statin-basierten Therapie zeigen eine Tendenz zu einer geringeren relativen Verringerung schwerwiegender atherosklerotischer Ereignisse pro mmol/l Senkung des LDL-C-Wertes, wenn die eGFR abnimmt, wobei der Nutzen bei Dialysepatienten unsicher ist. Diese geringere Reduktion des relativen Risikos bei abnehmender eGFR impliziert, dass intensivere LDL-C-Senkungsregime erforderlich sind, um den Nutzen zu maximieren. Das Ziel bei Patienten mit CKD und Diabetes sollte darin bestehen, die größtmögliche absolute Senkung des LDL-C auf sichere Weise zu erreichen.

8.2.2 ACE-I oder ARB

Die Blockierung des Renin-Angiotensin-Systems (RAS) mit einem ACE-I (Captopril) oder Angiotensin-II-Rezeptorblocker (ARB) (Irbesartan/Losartan) verhinderte Nierenversagen bei Patienten mit Diabetes und manifester Nephropathie in speziellen klinischen Studien. ARB (Irbesartan/Telmisartan) verlangsamen auch das Fortschreiten von Mikroalbuminurie (Albuminurie A2) zu manifester Nephropathie. Diese RAS-Hemmer werden daher bei Patienten mit Diabetes empfohlen, sobald eine CKD erstmals klinisch diagnostiziert wird.

8.2.3 SGLT2-Hemmer

SGLT2-Hemmer haben eindeutig positive Auswirkungen auf das Risiko von Nierenversagen und Herzinsuffizienz-Hospitalisierung bei Patienten mit CKD und T2DM. Die Studien CREDENCE, DAPA-CKD and EMPA-KIDNEY, in denen jeweils Canagliflozin, Dapagliflozin und Empagliflozin placebokontrolliert geprüft wurden, mussten wegen Wirksamkeit vorzeitig abgebrochen werden. In allen drei Studien wurde festgestellt, dass die Reduktion des relativen Risikos für das Fortschreiten der Nierenerkrankung durch die Ausgangs-eGFR nicht beeinflußt wurde.

Eine Metaanalyse aller großen SGLT2-Hemmer-Studien zeigt, dass auch die Vorteile der SGLT2-Hemmer in Bezug auf das Risiko einer Herzinsuffizienz-Hospitalisierung oder des CV-Todes von der eGFR unabhängig sind. Die Therapie mit einem SGLT2-Hemmer zusammen mit einem ACE-I oder ARB wird daher bei Patienten mit T2DM nach dem ersten klinischen Hinweis auf CKD empfohlen. Bei Patienten mit T1DM und CKD ist aufgrund des Fehlens großer Studien mit ausreichender Nachbeobachtung unklar, ob die absoluten Vorteile von SGLT2-Hemmern in Bezug auf Nierenversagen und CVD durch das hohe absolute Risiko einer Ketoazidose unter SGLT2-Hemmern aufgewogen werden.

8.2.4 Nicht-steroidale Mineralokortikoidrezeptor-Antagonisten

Die placebokontrollierten Studien FIDELIO-DKD und FIGARO-DKD zeigten für den nicht-steroidalen MRA Finerenon ein verringertes Risiko für Nierenversagen und eine Verringerung des kombinierten CV-Endpunktes aus CV-Tod, nicht tödlichem Myokardinfarkt, nicht tödlichem Schlaganfall oder Herzinsuffizienz-Hospitalisierung bei Patienten mit CKD und T2DM, die bereits einen ACE-I oder ARB in maximaler Dosis erhielten.

8.3 Blutdruck und Blutzuckerkontrolle bei Patienten mit Diabetes und chronischer Nierenerkrankung

Bei Patienten mit T2DM verringert die Senkung des Blutdrucks das CV-Risiko, wobei der relative Nutzen bei Menschen mit und ohne CKD vergleichbar ist.

Die Reduktion des relativen Risikos für CVD pro 10 mmHg niedrigerem systolischem Blutdruck (SBP) ist bei Patienten mit einem Ausgangs-SBP von ≥ 140 mmHg größer, aber ein reduziertes Schlaganfall- und Albuminurie-Risiko zeigt sich bei einer weiteren SBP-Senkung auch bei Individuen mit einem Ausgangs-SBP < 140 mmHg. Ob eine intensive Senkung eines mäßig erhöhten SBP ein Nierenversagen verhindert, ist jedoch ungewiss.

Die Auswirkungen einer strengen Blutzuckereinstellung im Vergleich zu einer Standardeinstellung auf das Risiko eines Nierenversagens sind ebenfalls ungewiss, jedoch reduziert eine intensive Glukosesenkung das Risiko der Entwicklung oder Verschlechterung einer diabetischen Nephropathie auf der Grundlage von Messungen der Albuminurie. Für Patienten mit Diabetes und CKD werden personalisierte HbA1c-Zielwerte von 6,5–8,0 % (48–64 mmol/mol) vorgeschlagen, wobei ein Zielwert von < 7,0 % (< 53 mmol/mol) weiterhin – wenn möglich – empfohlen wird, um mikrovaskuläre Komplikationen zu verringern.

Bei CKD kann die HbA1c-Messung weniger zuverlässig sein, wenn die eGFR < 30 ml/min/1,73 m^2 beträgt. Selbstkontrolle oder eine kontinuierliche Blutzuckermessung kann bei diesen Patienten dazu beitragen, den Blutzuckerspiegel sicher einzustellen.

Eine weitere potenzielle Strategie zur Erreichung der Blutzuckerziele bei Patienten mit CKD ist der Einsatz von GLP-1RA. Die Extrapolation von Erkenntnissen aus Studien mit Patienten mit T2DM legt nahe, dass GLP-1RA die Blutzuckereinstellung sicher verbessern sowie das Körpergewicht und das CV-Risiko bei Patienten mit CKD verringern können. Eine Metaanalyse der GLP-1RA-Studien (Lixisenatid, Liraglutid, Semaglutid, Exenatid, Albiglutid, Dulaglutid, Efpeglenatid) hat gezeigt, dass diese Substanzklasse die Albuminurie bei T2DM günstig beeinflusst, wobei einige GLP-1RA bei Patienten mit vorbestehender CVD oder hohem CV-Risiko schwerwiegende CV-Ereignisse reduzieren. Eine Alternative zu GLP-1RA bei CKD ist ein Dipeptidylpeptidase-4-Inhibitor. Linagliptin senkt den HbA1c-Wert bei Patienten mit T2DM und CKD sicher, verringert jedoch nicht das Risiko für CVD oder Nierenversagen.

8.4 Rolle der antithrombotischen Therapie und invasiver Strategien bei der ASCVD-Behandlung von Patienten mit Diabetes und CKD

Niedrig dosierte Acetylsalicylsäure (ASS) (75–100 mg pro Tag) ist bei Patienten mit Diabetes und/oder CKD und ASCVD indiziert. Bei der primären ASCVD-Prävention bei T2DM und CKD halten sich Nutzen und Risiken von niedrig dosierter ASS in etwa die Waage.

In der ISCHEMIA-CKD-Studie (International Study of Comparative Health Effectiveness with Medical and Invasive Approaches-Chronic Kidney Disease), bei der 57 % (444/777) der Teilnehmer einen Diabetes hatten, wurden invasive und konservative Behandlungsstrategien bei stabiler mittelschwerer oder schwerer KHK untersucht. Die Studie wurde parallel zur großen ISCHEMIA-Studie durchgeführt. Betrachtet man die Ergebnisse dieser beiden Studien nebeneinander, so legt die ISCHEMIA-CKD-Studie nahe, dass ein initialer konservativer Ansatz mit intensiver medikamentöser Therapie zur Behandlung einer stabilen KHK für Patienten mit Diabetes und einer eGFR < 30 ml/min/1,73 m^2 angemessen ist. Die ISCHEMIA-CKD-Studie konnte die in der ISCHEMIA-Studie beobachteten antianginösen Vorteile einer invasiven Strategie nicht bestätigen, doch können solche Vorteile aufgrund der geringeren Aussagekraft der kleineren ISCHEMIA-CKD-Studie nicht ausgeschlossen werden. Zu beachten ist auch, dass Patienten mit akutem Herzinfarkt, instabiler KHK oder instabiler Angina pectoris aus beiden Studien ausgeschlossen wurden, was bedeutet, dass die optimale Behandlung solcher Erkrankungen bei Patienten mit CKD immer noch eine intensive Strategie beinhalten kann (siehe Abschnitt 5).

Empfehlungen für Patienten mit chronischer Nierenerkrankung und Diabetes

Empfehlungen	Klasse	Evidenzgrad
Eine intensive LDL-C-Senkung mit Statinen oder einer Statin-Ezetimib-Kombination wird empfohlen[a].	I	A
Ein Blutdruckziel von ≤ 130/80 mmHg wird empfohlen, um das Risiko von CVD und Albuminurie zu verringern.	I	A
Empfohlen werden personalisierte HbA1c-Zielwerte zwischen 6,5–8,0 % (48–64 mmol/mol), wobei ein Zielwert < 7,0 % (< 53 mmol/mol) zur Verringerung mikrovaskulärer Komplikationen nach Möglichkeit angestrebt wird.	I	A
Es wird die maximal verträgliche Dosis eines ACE-I oder ARB empfohlen.	I	A
Ein SGLT2-Hemmer (Canagliflozin, Empagliflozin oder Dapagliflozin)[b] wird bei Patienten mit T2DM und CKD mit einer eGFR ≥ 20 ml/min/1,73 m^2 empfohlen, um das Risiko von CVD und Nierenversagen zu verringern.	I	A
Finerenon wird zusätzlich zu einem ACE-I oder ARB bei Patienten mit T2DM und einer eGFR > 60 ml/min/1,73 m^2 mit einem UACR von ≥ 30 mg/mmol (≥ 300 mg/g), oder eGFR 25–60 ml/min/1,73 m^2 und UACR ≥ 3 mg/mmol (≥ 30 mg/g) empfohlen, um CV-Ereignisse und Nierenversagen zu reduzieren.	I	A
Ein GLP-1RA wird bei einer eGFR > 15 ml/min/1,73 m^2 empfohlen, um eine angemessene Blutzuckerkontrolle zu erreichen, da das Hypoglykämierisiko gering ist und sich positive Auswirkungen auf Körpergewicht, CV-Risiko und Albuminurie ergeben.	I	A

Empfehlungen für Patienten mit chronischer Nierenerkrankung und Diabetes (Fortsetzung)

Empfehlungen	Klasse	Evidenzgrad
Niedrig dosiertes ASS (75–100 mg 1x/Tag) wird bei Patienten mit CKD und ASCVD empfohlen.	I	A
Es wird empfohlen, dass Patienten mit Diabetes mellitus routinemäßig auf das Vorliegen einer Nierenerkrankung untersucht werden, durch Bestimmung der eGFR nach der CKD-EPI Methode und Bestimmung der UACR.	I	B
Bei Patienten mit CKD, Diabetes und stabiler mittelschwerer oder schwerer KHK wird eine intensive medikamentöse Behandlung oder eine primär invasive Strategie aufgrund vergleichbarer Ergebnisse empfohlen[c].	I	B
Bei erhöhtem Serumphosphat, anderen Anzeichen von CKD-MBD und renaler Anämie kann das Hinzuziehen eines Nierenspezialisten erwogen werden.	IIb	C
Die kombinierte Anwendung eines ARB mit einem ACE-I wird nicht empfohlen.	III	B

ACE-I = ACE-Hemmer; ARB = Angiotensin-Rezeptorblocker; ASCVD = atherosklerotische Herz-Kreislauf-Erkrankung; ASS = Acetylsalicylsäure; CKD = chronische Nierenerkrankung; CKD-EPI = CKD Epidemiology Collaboration; CKD-MBD = Störung des Mineral- und Knochenstoffwechsels bei CKD; CVD = Herz-Kreislauf-Erkrankung; eGFR = geschätzte glomeruläre Filtrationsrate; GLP-1RA = GLP-1-Rezeptoragonisten; HbA1c = glykiertes Hämoglobin; KHK = Koronare Herzkrankheit; SGLT2 = Natrium-abhängiger Glucose-Co-Transporter-2; T2DM = Typ-2-Diabetes mellitus; UACR = Albumin/Kreatinin-Quotient im Urin.

[a] Geringe Belege für einen Nutzen bei Dialysepatienten.

[b] Sotagliflozin senkt das kardiovaskuläre Risiko, hat aber keine Verringerung des Risikos für Nierenversagen gezeigt.

[c] Primäre und wichtige sekundäre Endpunkte in ISCHEMIA-CKD waren eine Kombination aus „Tod oder nicht-tödlicher Myokardinfarkt" bzw. „Tod, nicht-tödlicher Myokardinfarkt oder Hospitalisierung aufgrund von instabiler Angina pectoris, Herzinsuffizienz oder Reanimation nach Herz-Kreislauf-Stillstand".

Abbildung 12: Pharmakologische Behandlung zur Reduktion des kardiovaskulären Risikos und des Risikos für Nierenversagen bei Patienten mit Typ-2-Diabetes und chronischer Nierenerkrankung.

Behandlung von Patienten mit T2DM und CKD[a]

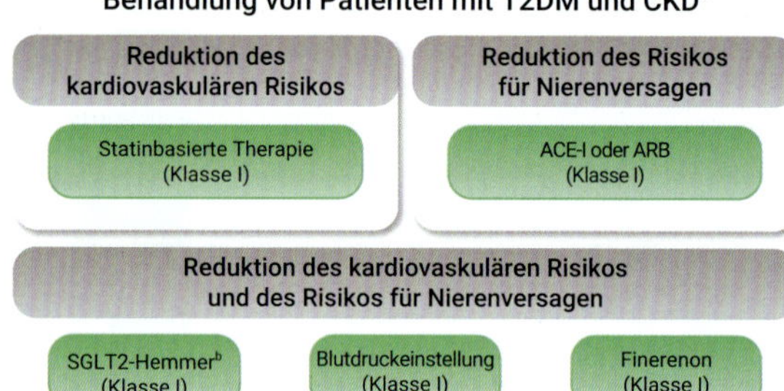

Zur zusätzlichen Blutzuckereinstellung

Blutzuckersenkende Medikamente mit vermutetem kardiovaskulären Nutzen

- GLP-1RA

Blutzuckersenkende Medikamente mit neutralem oder keinem nachgewiesenen kardiovaskulären Nutzen

- Metformin (wenn eGFR > 30ml/min/1,73m^2)
- DPP-4-Hemmer
- Insulin

ACE-I = ACE-Hemmer; ARB = Angiotensin-Rezeptorblocker; CKD = chronische Nierenerkrankung; CV = kardiovaskulär; CVD = Herz-Kreislauf-Erkrankung; DPP-4 = Dipeptidylpeptidase-4; eGFR = geschätzte glomeruläre Filtrationsrate; GLP-1RA = GLP-1-Rezeptoragonisten; RAS = Renin-Angiotensin-System; SGLT2 = Natrium-abhängiger Glucose-Co-Transporter-2; T2DM = Typ-2-Diabetes mellitus; UACR = Albumin-Kreatinin-Quotient im Urin.

[a] Ein Statin-basiertes Therapieschema senkt das CV-Risiko bei CKD, während ACE-I oder ARB das Risiko für Nierenversagen reduzieren; SGLT2-Hemmer, Blutdruckeinstellung und Finerenon reduzieren sowohl das CV-Risiko als auch das Risiko für Nierenversagen. SGLT2-Hemmer, RAS-Hemmer und Finerenon sind besonders wirksam bei der Verringerung des Risikos für Nierenversagen, wenn eine Albuminurie vorliegt (z. B. UACR ≥ 3 mg/mmol (30 mg/g); Stadium A2 und A3).

[b] Canagliflozin, Empagliflozin oder Dapagliflozin.

9. Aorten- und periphere arterielle Erkrankungen und Diabetes

9.1 Der Einfluss von Diabetes auf die periphere Artherosklerose

Diabetes ist einer der wichtigsten Risikofaktoren für die Entwicklung und das Fortschreiten der Atherosklerose. Die Zahl der Patienten mit einer Diabetes-assoziierten Atherosklerose nimmt mit der weltweit steigenden Zahl von Diabetespatienten stetig zu. Die periphere Atherosklerose umfasst die arteriellen Erkrankungen der unteren Extremitäten und die Atherosklerose der Halsschlagader.

Abbildung 13: **Screening auf arterielle Erkrankungen der unteren Extremitäten und deren Behandlung bei Patienten mit Diabetes.**

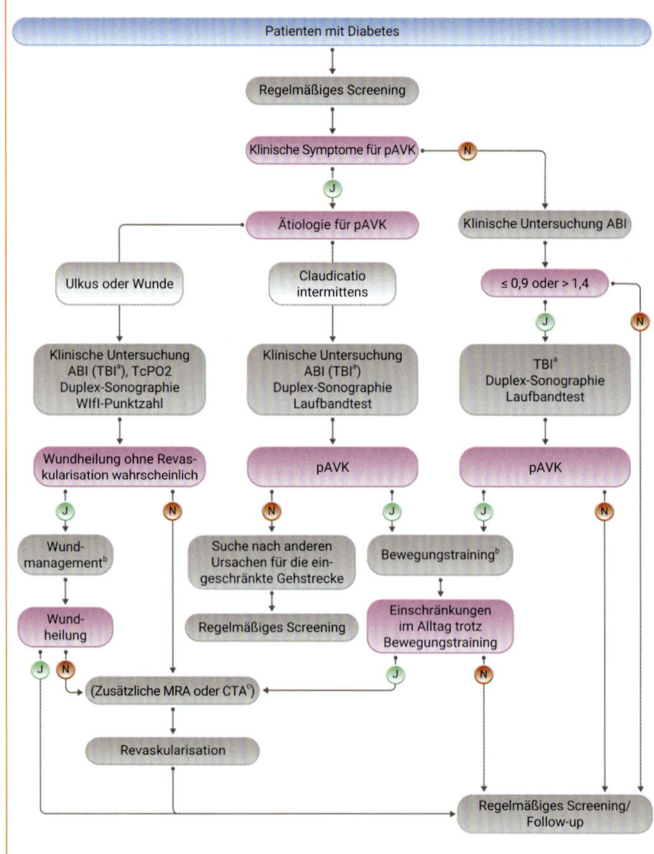

ABI = Knöchel-Arm-Index; CTA = computertomographische Angiographie; J = ja; MR-Angiographie = Magnetresonanz-Angiographie; N = nein; pAVK = periphere arterielle Verschlusskrankheit; TBI = Zehen-Arm-Index; TcPO2 = transkutaner Sauerstoffpartialdruck; WIfI = Wunde, Ischämie, Fußinfektion.

[a] TBI wenn ABI > 1,4.

[b] Weitere Informationen zum Wundmanagement und Bewegungstraining finden sich in den ESC-Leitlinien 2017 zur Diagnose und Behandlung von peripheren arteriellen Verschlusskrankheiten.

[c] MR-Angiographie oder CTA, wenn die Duplex-Sonographie für die Planung der Revaskularisation nicht ausreicht.

9.2 Diabetes und Aortenaneurysma

Das Aortenaneurysma ist mit Atherosklerose assoziiert und eine allgemeine Sekundärprävention wird auf der Grundlage eines Expertenkonsenses empfohlen.

Empfehlungen für periphere Arterien- und Aortenerkrankungen bei Patienten mit Diabetes

Empfehlungen	Klasse	Evidenzgrad
Arterielle Erkrankungen der unteren Extremitäten		
Bei Patienten mit Diabetes und symptomatischer pAVK wird eine Therapie mit Thrombozytenaggregationshemmern empfohlen.	I	A
Bei Patienten mit Diabetes und CLTI wird empfohlen, das Amputationsrisiko zu bewerten; der WIfI-Score ist hierfür nützlich.	I	B
Da Patienten mit Diabetes und pAVK ein sehr hohes kardiovaskuläres Risiko haben, wird ein LDL-C-Ziel von < 1,4 mmol/l (< 55 mg/dl) und eine LDL-C-Senkung um mindestens 50 % empfohlen.	I	B
Ein regelmäßiges Screening auf pAVK mit klinischer Beurteilung und/oder ABI-Messung wird empfohlen.	I	C
Die Aufklärung der Patienten über die Fußpflege wird bei Patienten mit Diabetes und insbesondere bei Patienten mit pAVK empfohlen, auch wenn diese keine Symptome aufweisen. Die frühzeitige Erkennung von Gewebeverlusten und/oder Infektionen und die Überweisung an ein multidisziplinäres Team sind unerlässlich, um den Erhalt von Gliedmaßen zu verbessern.	I	C

Empfehlungen für periphere Arterien- und Aortenerkrankungen bei Patienten mit Diabetes (Fortsetzung)		
Empfehlungen	**Klasse**	**Evidenzgrad**
Arterielle Erkrankungen der unteren Extremitäten (Fortsetzung)		
Ein ABI ≤ 0,90 ist, unabhängig von Symptomen, diagnostisch für eine pAVK. In symptomatischen Fällen wird eine weitere Untersuchung einschließlich Duplex-Sonographie empfohlen.	I	C
Bei erhöhtem ABI (> 1,40) werden andere nicht-invasive Tests, einschließlich TBI oder Duplex-Sonographie, empfohlen.	I	C
Eine Duplex-Sonographie wird als erste bildgebende Methode zur Beurteilung der Anatomie und des hämodynamischen Zustands der Arterien der unteren Extremitäten empfohlen.	I	C
Im Falle einer CLTI wird eine Revaskularisation empfohlen, wann immer dies zum Erhalt der Gliedmaßen möglich ist.	I	C
Bei Patienten mit chronischer symptomatischer pAVK ohne hohes Blutungsrisiko sollte eine Kombination aus niedrig dosiertem Rivaroxaban (2,5 mg 2x/Tag) und ASS (100 mg 1x/Tag) erwogen werden.	IIa	B
Erkrankung der Arteria carotis		
Bei Patienten mit Diabetes und einer Erkrankung der Halsschlagader wird empfohlen, dieselben diagnostischen Maßnahmen und therapeutischen Strategien (medikamentös, chirurgisch oder endovaskulär) anzuwenden wie bei Patienten ohne Diabetes.	I	C

Empfehlungen für periphere Arterien- und Aortenerkrankungen bei Patienten mit Diabetes (Fortsetzung)		
Empfehlungen	**Klasse**	**Evidenzgrad**
Aortenaneurysma		
Bei Patienten mit Diabetes und Aortenaneurysma wird empfohlen, dieselben diagnostischen Maßnahmen und therapeutischen Strategien (medikamentös, chirurgisch oder endovaskulär) anzuwenden wie bei Patienten ohne Diabetes.	I	C

ABI = Knöchel-Arm-Index; ASS = Acetylsalicylsäure; CLTI = chronische Gliedmaßen-bedrohende Ischämie; pAVK = periphere arterielle Verschlusskrankheit; TBI = Zehen-Arm-Index; WIfI = Wunde, Ischämie, Fußinfektion.

10. Typ-1-Diabetes und kardiovaskuläre Erkrankungen

Dieser Abschnitt fasst die evidenzbasierten Empfehlungen für ein wirksames Management der kardiovaskulären Risikofaktoren bei Patienten mit T1DM zusammen. Der Abschnitt befasst sich nicht mit der Einstellung des Blutzuckerspiegels, die gemäß den klinischen Empfehlungen der European Association for the Study of Diabetes (EASD)/American Diabetes Association (ADA) den Grundsätzen des Selbstmanagements der Patienten unter Anleitung durch ein multidisziplinäres Team zur Diabetesversorgung folgen muss.

Die Verringerung des kardiovaskulären Risikos bei Patienten mit T1DM bezieht sich sowohl auf die Senkung des HbA1c-Wertes als auch auf die Kontrolle anderer klassischer kardiovaskulärer Risikofaktoren, einschließlich Blutdruck und LDL-C. Daher werden im gemeinsamen Konsensbericht von ADA und EASD für die meisten Erwachsenen mit T1DM folgende Zielwerte für die Blutzuckerkontrolle empfohlen: HbA1c < 53 mmol/mol oder < 7,0 %; präprandiale Glukose 4,4–7,2 mmol/l oder 80–130 mg/dl; und 1–2 h postprandiale Glukose < 10,0 mmol/l oder < 180 mg/dl. Hypoglykämien sollten vermieden werden, insbesondere bei Patienten mit kardiovaskulären Komplikationen.

10.1 Bewertung des kardiovaskulären Risikos bei Typ-1-Diabetes

Im Hinblick auf Behandlungsziele und Schwellenwerte für andere kardiovaskuläre Risikofaktoren ist die Vorhersage des kardiovaskulären Risikos bei Patienten mit T1DM ohne kardiovaskuläre Erkrankungen von kritischer Bedeutung. Die Bestimmung des ASCVD-Risikos bei Patienten mit T1DM ist weniger gut untersucht als bei Patienten mit T2DM. Ein kürzlich entwickeltes Risikoinstrument, das auf der Grundlage des schottischen/schwedischen Diabetesregisters entwickelt und im schwedischen nationalen Diabetesregister validiert wurde, kann bei der individuellen Risikoprädiktion helfen. Dieses Instrument zur Vorhersage des 10-Jahres-ASCVD-Risikos (https://diabepi.shinyapps.io/cvdrisk/) könnte die Risikoabschätzung und die Gespräche mit Patienten mit T1DM erleichtern.

10.2 Management des kardiovaskulären Risikos bei Typ-1-Diabetes

Die Analogie der Empfehlungen für die Änderung von Risikofaktoren bei Patienten mit T1DM ergibt sich aus der Tatsache, dass es keine direkten Beweise dafür gibt, dass die Verringerung des kardiovaskulären Risikos durch die Senkung der kausalen Risikofaktoren, wie LDL-C oder Blutdruck, bei Patienten mit T1DM oder T2DM unterschiedlich ist. Die Empfehlungen werden jedoch in dem Bewusstsein ausgesprochen, dass in den meisten CVOT für Lipide, Blutdruck, Thrombozytenaggregationshemmer und Antikoagulation Patienten mit T1DM ausgeschlossen oder nur in geringer Anzahl rekrutiert wurden.

10.3 Blutzuckersenkende Therapien jenseits von Insulin bei Typ-1-Diabetes

GLP-1RA oder SGLT2-Hemmer sind derzeit bei T1DM nicht indiziert. Bei 2–3 % der T1DM-Patienten, die SGLT2-Hemmer einnehmen, wurde über eine Ketoazidose bei niedrigeren Glukosespiegeln, die so genannte „euglykämische Ketoazidose", berichtet. Dies ist eine potenziell tödliche Komplikation.

10.4 Nephroprotektion bei Typ-1-Diabetes

Wie bei Patienten mit T2DM sollten auch Patienten mit T1DM regelmäßig auf das Vorliegen einer Nierenerkrankung untersucht werden, indem die eGFR durch die CKD-EPI Formel und die UACR ermittelt wird. Die RAS-Blockade mit einem ACE-I verhindert bei Patienten mit T1DM und manifester

Nephropathie ein Nierenversagen. RAS-Hemmer werden daher bei Patienten mit T1DM empfohlen, sobald eine Nierenschädigung erstmals klinisch erkennbar ist.

Empfehlungen für Patienten mit Typ-1-Diabetes		
Empfehlungen	**Klasse**	**Evidenzgrad**
Bei Patienten mit T1DM wird empfohlen, dass die Anpassung der blutzuckersenkenden Medikamente nach den Grundsätzen des Patienten-Selbstmanagements unter Anleitung durch ein multidisziplinäres Team zur Diabetesversorgung erfolgt.	**I**	**C**
Es wird empfohlen, hypoglykämische Episoden zu vermeiden, insbesondere bei Personen mit nachgewiesener CVD.	**I**	**C**
Bei Erwachsenen über 40 Jahren mit T1DM ohne CVD in der Vorgeschichte sollten Statine zur LDL-C-Senkung erwogen werden, um das CV-Risiko zu senken.	**IIa**	**B**
Statine sollten bei Erwachsenen unter 40 Jahren mit T1DM und anderen Risikofaktoren für CVD oder mikrovaskuläre Endorganschäden oder einem 10-Jahres-CVD-Risiko von ≥ 10 % erwogen werden, um das CVD-Risiko zu senken.	**IIa**	**B**
Die Verwendung des schottischen/schwedischen Risikovorhersagemodells kann erwogen werden, um das 10-Jahres-CVD-Risiko bei Patienten mit T1DM abzuschätzen.	**IIb**	**B**

CV = kardiovaskulär; CVD = kardiovaskuläre Erkrankung; LDL-C = Low-Density-Lipoprotein-Cholesterin; T1DM = Typ-1-Diabetes mellitus.

11. Personenzentrierte Versorgung

Es wird ein personenzentrierter Ansatz vorgeschlagen, der die Patienten ermutigt und befähigt, sich aktiv an der Lösung ihrer Probleme zu beteiligen.

Empfehlungen für eine personenzentrierte Versorgung bei Diabetes		
Empfehlungen	**Klasse**	**Evidenzgrad**
Strukturierte Schulungsprogramme werden für Patienten mit Diabetes empfohlen, um das Wissen über Diabetes, die Kontrolle des Blutzuckerspiegels, die Krankheitsbewältigung und die Eigenverantwortung der Patienten zu verbessern.	I	A
Eine personenzentrierte Betreuung wird empfohlen, um die gemeinsame Kontrolle und Entscheidungsfindung im Rahmen der persönlichen Prioritäten und Ziele zu erleichtern.	I	C
Die Bereitstellung individueller Empowerment-Strategien sollte erwogen werden, um die Selbstwirksamkeit, die Selbstfürsorge und die Motivation von Menschen mit Diabetes zu verbessern.	IIa	B

12. Praktische Anleitung

Die neuen Leitlinien und klinischen Empfehlungen für die Behandlung von T2DM sind patientenorientiert und evidenzbasiert; das klinische Bild und das Risiko für kardio-renale Komplikationen und nicht der HbA1c-Wert allein stehen im Vordergrund der personalisierten Behandlungsentscheidungen. Die primären Therapieziele bei Patienten mit Diabetes und ASCVD oder erhöhtem Risiko für CV-Komplikationen sind der Schutz von Organen und die Verbesserung der Prognose (Abbildung 1). Eine Erweiterung von SCORE2 für T2DM, genannt SCORE2-Diabetes, wird zur Vorhersage des 10-Jahres-Risikos für tödliche und nicht-tödliche CVD-Ereignisse (MI, Schlaganfall) in vier europäischen Risikoregionen bei Patienten ohne ASCVD oder schwere TOD bereitgestellt. Die Umsetzung dieser Leitlinie sollte nicht nur gefördert werden durch die Verwendung der von der ESC entwickelten Aufklärungsinstrumente, einschließlich der ESC-Leitlinie für die klinische Praxis, sondern auch durch ihre Integration in die nationalen elektronischen Patientendatensysteme und digitalgestützten Gesundheitslösungen.

13. Geschlechtsspezifische Unterschiede

Epidemiologische Studien deuten darauf hin, dass Diabetes bei Frauen im Vergleich zu Männern ein stärkerer Risikofaktor für Herz-Kreislauf-Erkrankungen ist. Daten aus großen CVOT deuten nicht auf geschlechtsspezifische Unterschiede in Bezug auf den Nutzen von Strategien zur Reduktion des CV-Risikos bei T2DM hin, zum Beispiel die Behandlung mit SGLT2-Hemmern oder GLP-1RA. Obwohl Frauen in klinischen Studien unterrepräsentiert sind, gibt es keine Anhaltspunkte für geschlechtsspezifische Empfehlungen für das Management von Herz-Kreislauf-Erkrankungen bei Patienten mit Diabetes.

Notizen: